新 要点チェック

歯科技工士国家試験対策

新出題基準準拠

3

歯科材料・歯科技工機器と加工技術

歯科理工学

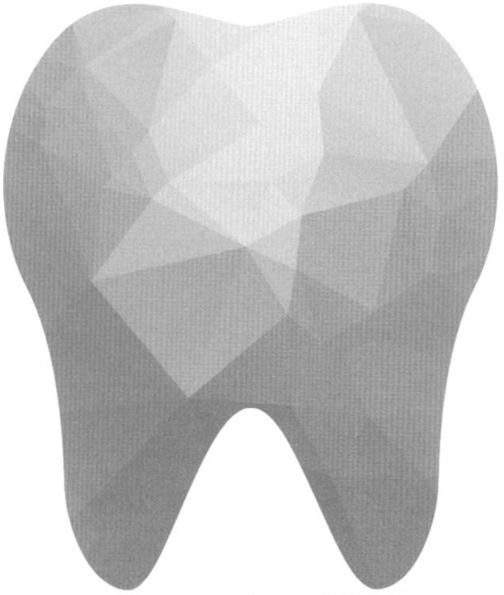

医歯薬出版株式会社

関西北陸地区歯科技工士学校連絡協議会

京都歯科医療技術専門学校
大阪大学歯学部附属歯科技工士学校
大阪歯科大学医療保健学部口腔工学科
新大阪歯科技工士専門学校
東洋医療専門学校
日本歯科学院専門学校
富山歯科総合学院

科目担当編集委員（2023年1月現在，五十音順）

小八木圭以子
田中芹奈
中川正史
錦織　良
吉田早智子

序

2015年までの歯科技工士国家試験は厚生労働省から各都道府県に事務委託され，都道府県単位で実施されていたが，歯科技工士法の一部改正により，2016年から全国統一国家試験となりました．それまでの経緯を思い返してみると，歯科技工関係者にとって非常に感慨深いものだと思います．関係者各位のご尽力に，改めて深甚なる感謝の意を表します．

これから国家試験を受験される方にとっては，「全国統一」歯科技工士国家試験は当たり前のことのように感じられるかもしれませんが，そこに達するまでに長い時間を必要としたことを忘れてはなりません．

さらに，2019年からは教育の大綱化が行われ，またこれまでの時間制から単位制に移行しました．これによって，各学校において学校独自のカリキュラムが導入されています．

本書は，2020年度の歯科技工士国家試験から適用される新出題基準に対応できるように，1986年からの「注解歯科技工士国家試験問題集（第1版～第4版）」，1999年からの「新編　注解歯科技工士国家試験問題集（第1版～第2版）」，2012年からの「新　注解歯科技工士国家試験問題集」，そして2016年からの「要点チェック」シリーズの内容を一新して刊行するものです．これまでのシリーズの優れた点を継承し，さらに改善を加えて，国家試験対策はもちろん，日々の学習においても知識の整理ができるように配慮を施しました．また，付録の赤シートで文字を隠せるようにすることで，より効率的な学習が可能となるようにしました．

今後も時代に合った内容の見直しや改訂を行い，少しでも本書が学生や国家試験受験生の役に立つことを期待してやみません．

2020年4月

関西北陸地区歯科技工士学校連絡協議会
会長　作田　　守

科目担当編集委員　村西実智浩（主担）
小八木圭以子，都賀谷紀宏
中川　正史

本書の使い方

1．「知識の整理と重要事項」の利用の仕方

本問題集は歯科技工士国家試験対策を効率よく行えるよう，「2019年版　歯科技工士国家試験出題基準」に基づき全体の構成を考えてある．基本的に，各章のタイトルは出題基準の大項目，大見出し（例：**A 基準平面**）は出題基準の中項目，中見出し（例:**1．咬合平面**）は出題基準の小項目に対応している．したがって，本問題集に取り組むことで，国家試験の出題範囲をひととおりマスターすることができる．

文章中，図表中の重要な語句については，付属の赤シートをかぶせることで消えるような色になっている．重要事項の確認に活用いただきたい．

2．「一問一答」の利用の仕方

問題文中の重要語句と解答は赤シートで消える色とした．ページの左側と右側のそれぞれを赤シートで隠すことで，両方向から問題に取り組むことをおすすめする．

（例）**問**　外力を取り去っても，永久ひずみが残る性質は　　**答**　塑性

（解答を隠した場合）

外力を取り去っても，永久ひずみが残る性質は　→　（　？　）

（問題文を隠した場合）

塑性とは　→　外力を取り去っても，（　？　）が残る性質

3．チェック項目リスト（索引）の活用

重要項目については巻末のチェック項目リストで自己点検ができるようチェック欄（□）を設けた．試験直前の重要項目の再点検に活用してほしい．

目 次

第 1 章 歯科材料の性質

知識の整理と重要事項

歯科理工学の意義と目的　＊出題基準外

歯は自己修復機能をもたないので，齲蝕をはじめとする損傷を受けた場合，人工の修復材料を用いて機能と形態の回復をはからなければならない．修復材料は，長期間口腔内の諸組織と調和し，安全で強固な構造をもつものが必要とされ，材料の性質をよく理解して使いこなす知識と技術が厳しく要求される．

歯科技工学における歯科理工学は「セラミック加工成形学」「プラスチック（レジン）加工成形学」「金属加工成形学」が主であり，そのなかで用いられるセラミック材料，高分子材料，金属材料と複合材料などについての機械的性質，物理的性質，化学的性質，生物学的性質を知る学問である．

A 機械的性質

1．応力とひずみ

1）応　力

引張，圧縮，せん断などの外力（荷重）によって材料が変形するときに材料内部に発生する内力をいい，単位面積あたりの力（単位はMPa：メガパスカル）で表示される．

力の単位にはN（ニュートン）やkgf（キログラム重）がある．応力は力を面積で割って単位面積あたりの力として表示され．1 MPa＝10.2 kgf/cm^2である．

ひずみが一定でも，時間とともに応力が減少することを応力緩和という．

2）ひずみ

材料に外力が加わって起こる変形の割合をいう．外力を取り除いても残るひずみ（変形）を永久ひずみという．

3）応力-ひずみ曲線（図1-1）

（1）弾性変形と塑性変形

- **弾性**：外力がなくなれば，ひずみもなくなる性質をいう．
- **塑性《そせい》**：外力を取り去っても，永久ひずみが残る性質をいう．

外力が小さいうち（応力-ひずみ曲線の左側）は材料は弾性変形するが，

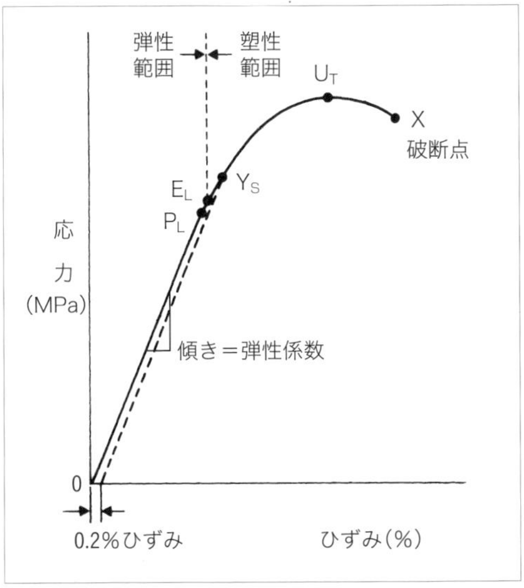

図1-1　応力-ひずみ曲線
P_L：**比例限**，E_L：**弾性限**，Y_S：**降伏点（耐力）**，U_T：**最大強さ**
物体が破断点（X）に至るまでの最大応力（U_T）を応力の方向によって引張強さ，圧縮強さ，せん断強さと称し，MPaを単位として表示される．

弾性限を超えると**塑性変形**が始まり，外力を除いても元には戻らなくなる．

(2) フックの法則と弾性係数

ある限度内において，応力とひずみが**比例**する法則を**フックの法則**という．この法則が成り立つのは，応力-ひずみ曲線では比例限よりも左側の領域であり，この範囲では応力-ひずみ曲線は直線となる．この直線の傾き（応力/ひずみ）を**弾性係数**といい，以下の関係が成り立つ．

応力＝弾性係数×ひずみ

(3) 応力-ひずみ曲線上の点

- **比例限（P_L）**：応力とひずみの比例関係（**フックの法則**）の成り立つ限界の応力をいう．
- **弾性限（E_L）**：比例関係は失うが，外力を取り去ってもひずみが残らない限界の応力をいう．
- **耐力（Y_S）（降伏点）**：応力を取り去っても**永久ひずみ**が0.2%生じるときの応力をいう．
- **最大応力（U_T）**：材料が破断に至るまでの最大応力を，応力の種類によって引張強さ，圧縮強さ，せん断強さなどという．

(4) レジリエンスと靭性

応力-ひずみ曲線の下部の面積からレジリエンスと靭性の値を計算できる．

- **レジリエンス（弾性エネルギー）**：永久変形なしに材料が吸収することのできるエネルギーをいう．応力-ひずみ曲線の弾性限より左側の下部の面積で求められる．
- **靭性《じんせい》**：材料が破壊に対して耐える能力である．外力により永久変形はするが，簡単には破断しない性質であり，応力-ひずみ曲線全体の下部の面積で求められる．

▶レジリエンス

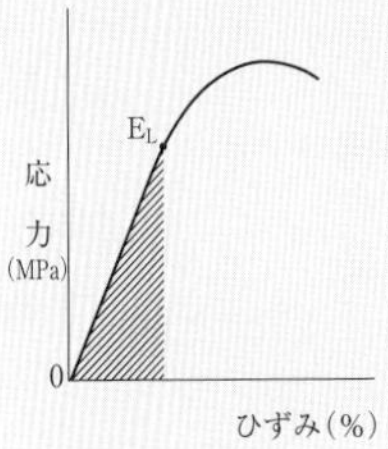

▶靭性

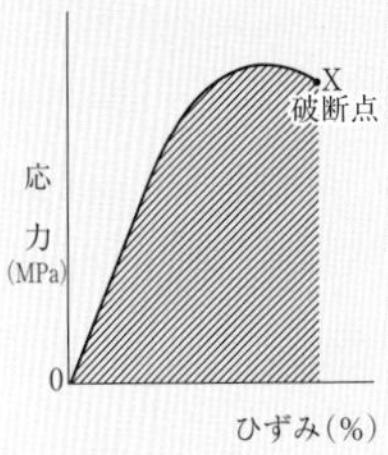

- **脆性《ぜいせい》**：靱性とは逆に，塑性変形することなく破断する性質をいう．

(5) 試験法の種類

- **引張試験**：試験片に引張荷重をかけ，材料の降伏点，引張強さ，伸びなどを測定する．
- **圧縮試験**：試験片に圧縮荷重をかけ，弾性限，降伏点などを測定する．
- **せん断試験**：試験片にせん断荷重をかけ，接着強さなどを測定する．

2. 強　さ

1) 引張強さ

物体が引張荷重を受けたとき，破断に至るまでの最大引張応力をいう．延性材料には直接引張試験，セラミック材料などの脆性材料にはダイアメトラル引張試験が用いられる．

2) 圧縮強さ

物体が圧縮力を受けたときに耐えられる最大応力をいう．脆性材料の場合は破壊強さに相当するが，延性材料の場合は塑性変形が大きく破壊しないことがあるので，このときは降伏点（耐力）で置き換えられる．

3) 曲げ強さ

曲げ強さは抗折力または破壊係数ともよばれる．試験片を2つの支点で支えて中央部に荷重をかけ，材料の抗折力やたわみを測定することを曲げ試験といい，試験片には圧縮や引張と同時にせん断力が働く．

4) 衝撃強さ

動的試験法で，既知の運動エネルギーをもった振り子やおもりで試験片に衝撃を与えて破壊し，材料の靱性を測定する（シャルピー・アイゾット衝撃試験など）．これを衝撃試験という．

5) クリープ

荷重が一定でも，時間とともに塑性変形する性質をクリープという（図1-2）．

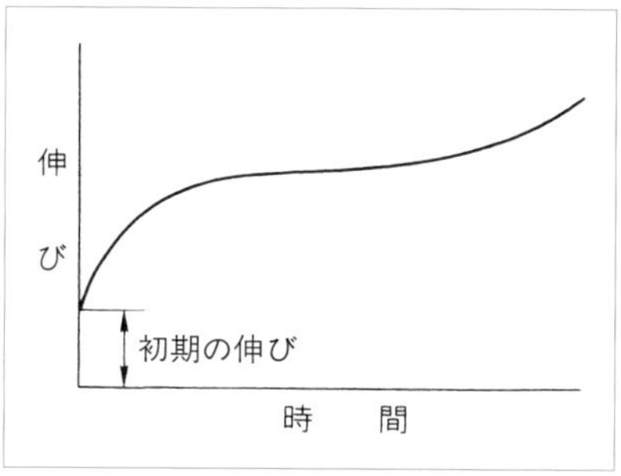

図1-2　**クリープ**
時間とともにひずみが増加する

3. 展性と延性

- **展性**：圧縮荷重により薄板状に広がる性質
- **延性**：引張荷重により塑性変形する性質

展性，延性ともに，金＞銀＞その他の金属，という順序になる．

金，銀以外の金属では，展性と延性の大きさの順序は必ずしも一致しない．

4. 粘弾性

弾性的な材料に負荷をかけると変形し，負荷を除けばひずみは回復する（弾性変形）．しかし材料によっては，ひずみはすぐには回復せずに，徐々に回復したり，完全には回復せずに塑性変形が残ったりする場合がある．このように，粘性と弾性の両方を合わせた性質のことを粘弾性といい，プラスチックやゴムなどの高分子物質に顕著にみられる．

5. 硬さとその試験法

1）圧痕法

一定形状をした物質（圧子）を一定の荷重と時間，試験片に押し付け，そのときにできたくぼみの深さまたは面積から硬さを求める方法をいう（ブリネル，ビッカース，ヌープ，ロックウェル硬さ試験など；**表1-1**）．

2）引っかき法

（1）引っかき硬さ試験

角錐ダイヤモンドで試験片に引っかき傷をつくり，できた傷の幅と荷重から硬さを算出する（マルテンス引っかき硬さ試験など）．

（2）すり合わせ試験

未知の材料を基準石（1：滑石～10：ダイヤモンド）とすり合わせて，傷の有無で硬さの順位を決める（モース硬さ試験など）．

3）反発法

球形のおもりを一定の高さから試験片に落として，反発高さを比較する（ショア硬さ試験など）．

6. 疲労限

最大強さ以下の小さな荷重を繰り返し作用させたときに破壊することを疲労という．疲労強さを測定するためには，試験片に一定の応力（曲げやねじりなど）を繰り返し加え，破断に至るまでの回数を計測する（疲労試験）．疲労破壊が起こらない最大応力を疲労限という．

一般に，明確な疲労限を示さない材料が多い．

表1-1　圧痕法による硬さ試験法

試験法	圧　子	圧痕の形状	荷重	硬さを与える式
ブリネル	2.5 mm，5 mm，10 mm径の鋼球	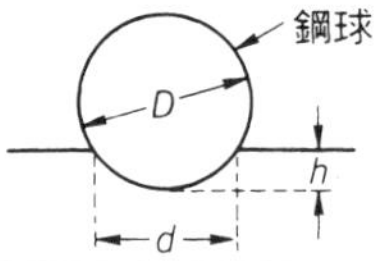	L	HB (BHN) $=\dfrac{2L}{\pi D(D-\sqrt{D^2-d^2})}=\dfrac{L}{\pi Dh}$
ビッカース	ピラミッド型ダイヤモンド	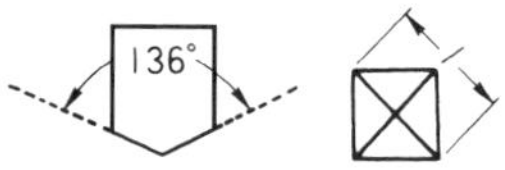	L	HV (VHN) $=1.584\dfrac{L}{l^2}$
ヌープ	ピラミッド型ダイヤモンド	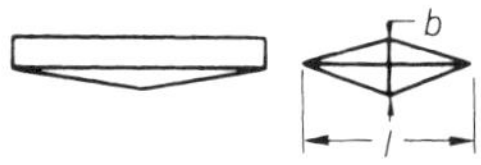	L	HK (KHN) $\fallingdotseq 14.2\dfrac{L}{l^2}$
ロックウェル	Bスケール 1.6 mm径の鋼球	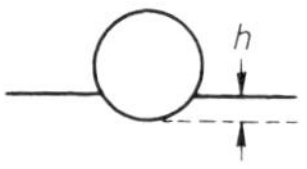		HRB (RHN)
	Cスケール 円錐状ダイヤモンド	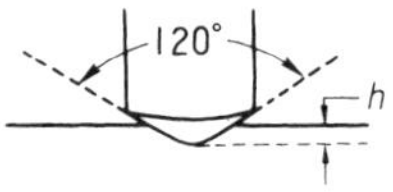		HRC (RHN)

（全国歯科技工士教育協議会編：新歯科技工士教本　歯科理工学．医歯薬出版，東京，2006.）

B　物理的性質

1. 密　度

1）密　度

単位体積あたりの質量をいう．単位はg/cm^3で表示される．

2）比　重

一定温度における物質の一定体積の質量と標準物質（4℃の水）の質量との比をいう．単位はない．

2. 熱膨張

材料が温度変化を受けると，それぞれの材料の熱膨張係数に見合っただけ膨張または収縮という寸法変化が生じる（サーモスタットの原理）．

1）熱膨張率

熱によって膨張した割合のことで，膨張量を元の長さで割って求める．単位は%で表示される．

2）熱膨張係数

温度1℃あたりの膨張量を元の寸法で割った値をいう．単位は/℃で表示される．熱膨張係数に温度の変化量をかけることで，温度変化による寸法変化がわかる．

寸法変化（%）＝熱膨張係数×温度の変化量×100（%）

また，熱膨張係数には長さの変化を示す線膨張係数と，体積の変化を示す体膨張係数があり，両者は以下の関係にある．

体膨張係数≒3×線膨張係数

熱膨張係数は一般的に，高分子材料＞金属材料＞セラミック材料である．特に，ワックス材料の熱膨張係数は歯科材料中で最大である．

3. 熱伝導率

歯科材料の熱伝導率は以下のとおりである．

金属材料＞セラミック材料＞高分子材料

4. 熱可塑性

加熱により軟化変形し，冷却後も変形した外形が変わらない性質をいう．

5. 比　熱

1 gの物質の温度を1℃上昇させるのに必要な熱量をいう．

6. 蒸発熱と融解熱

1）蒸発熱

1 gの液体を蒸発させるのに必要な熱量をいう．

2）融解熱

融点にある1 gの固体を融解させるのに必要な熱量をいう．

7. 光の屈折と反射

2種類の物質の境界面に光が当たると，入射光と物質境界面の垂直面とのなす角度（i）と対称に一部の光は反射光となって跳ね返り，残りは屈折角（r）をもつ屈折光となって侵入する（図1-3）．

入射角と屈折率の差が大きいほど反射光は強くなる（ダイヤモンドの屈折率は2.417，反射光は17%，ガラスの屈折率は1.517，反射光は4%）．

陶材やコンポジットレジンでは，中に侵入した光は内部の微細な粒子により光の拡散を起こし，不透明になる．

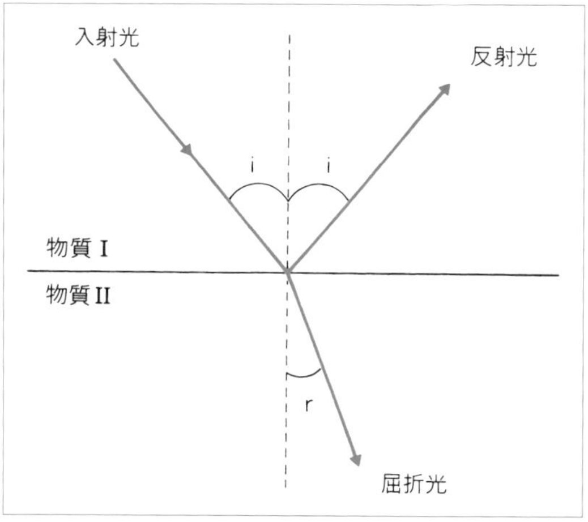

図1-3　境界面における光の分類
（全国歯科技工士教育協議会編：新歯科技工士教本　歯科理工学．医歯薬出版，東京，2006.）

C 化学的性質

1．腐食と変色

1）腐　食

化学的作用により材料が溶解したりさびたりするような，化学的・電気化学的に侵される現象を**腐食**といい，腐食に対する抵抗性を**耐食性**という．口腔内では電気化学的腐食が起こる．

（1）イオン化傾向

> イオン化傾向の大きい金属はイオンになりやすく溶け出しやすい．したがって，腐食を起こしやすい．

金属が水溶液中で**陽イオン**となって**溶出**する性質を**イオン化傾向**といい，金属をイオン化傾向の大きな順に並べたものを**イオン化列**という．イオン化傾向が**小さい**ほど耐食性は良好である．

大　←　イオン化傾向　→　小

Ca	Mg	Al	Mn	Zn	Cr	Fe	Co	Ni	Sn	(H)	Cu	Hg	Ag	Pt	Au
カルシウム	マグネシウム	アルミニウム	マンガン	亜鉛	クロム	鉄	コバルト	ニッケル	スズ	（水素）	銅	水銀	銀	白金	金

（2）腐食の分類

> 金属を冷間加工すると，加工部に局所的な内部応力が発生し，応力腐食が起こることがある．

- **粒界腐食**：結晶粒界（結晶粒どうしの間）が腐食される．粒界に沿って腐食が内部に進行するため，外力によって破壊が進む．
- **応力腐食**：応力の集中（応力集中）を受けているところが腐食される．腐食割れという破壊を突然起こすこともある．
- **孔食**：局所的に腐食が進行して孔をつくる．

- **全面腐食**：露出した金属表面が全体的に腐食する.

(3) 腐食の抑制要素

腐食の抑制とは，金属の電気化学的反応を抑制して，電池形成を起こしにくくすることである.

- **分極**：腐食の電池反応が進むうちに，金属イオンが溶出するアノードとは反対極のカソードに水素ガスが発生し，ついにはカソードを覆い反応を減衰させる．このように，両極間の電位差が減少し電池形成が抑制される.
- **不動態化**：腐食の初期段階において，チタン（Ti）やクロム（Cr）などの金属は金属表面で非常に緻密で化学的に安定な薄い酸化膜（**不動態膜**）を生成し，酸素や水素が通らなくなって耐食性が著しく向上する．この状態を不動態化という.
- **貴金属元素の添加（タンマンの耐酸限）**：銅のように腐食されやすい金属に，合金として金や白金のような貴な成分を添加すると，耐食性は階段状に不連続に向上する．急激に耐食性が向上するのは，貴な金属添加量が合金全金属数のn/8（nは整数）のときである．このように貴な金属を添加することによっても，腐食は抑制される.
- **表面性状**：金属の表面を滑沢に研磨することにより，細菌やタンパク質が表面に滞留することを防ぎ，その結果，腐食を抑制できる．また，このような研磨操作は，加工などにより表面に内在するひずみを除去することにもなり，腐食の抑制にさらに寄与する.

(4) 乾食と湿食

腐食を大別すると**乾食**と**湿食**に分けられる.

- **乾食**：主に空気中の酸素ガス，塩素ガス，亜硫酸ガスなどによる高温酸化をいう．鋳造において，石膏系埋没材の亜硫酸ガス発生による金属腐食などが挙げられる.
- **湿食**：水分中や湿気のあるところで金属が侵される現象をいう．口腔内の金属修復物の腐食は，すべて湿食である.

2) 変　色

歯冠修復物・補綴装置の変色には，①金属の腐食に伴うものと②腐食とは関係ないものがある．**レジン**は陶材に比べ**吸水性**が大きいため，変色しやすい.

2. 接着性

1）接着とは

接着されるものを被着材，接着を起こさせるものを接着材といい，接着材を媒介として化学的または物理的な力，またはその両者によって2つの面が結合した状態を接着という．

（1）機械的結合

投錨効果による結合をいう．

▶投《とう》錨《びょう》効果

被着面の凹凸に接着材が侵入して硬化することによる機械的嵌合力で結合力が生じること．

（2）化学的あるいは物理的結合（分子の間の相互作用）

一次結合と二次結合に分けられる．一次結合のほうが結合力が大きく，二次結合の結合力は一次結合の1/10〜1/100である．

① **一次結合**：イオン結合，共有結合，金属結合

② **二次結合**：ファンデルワールス力，水素結合

2）接着力と接着強さ

界面の結合力を接着力といい，接着材や被着材の機械的性質や外力の種類などで接着強さを判断する．

[破壊の種類]（図1-4）．

① 凝集破壊：接着材の強さに依存

② 界面破壊：界面の結合力に依存

③ 混合破壊：①，②の混合

④ 被着材の破壊：被着材の強さに依存

3）接着に影響を与える諸因子

（1）接着とぬれ

物質が表面積をできるだけ小さくしようとする力を表面張力という．接着力の大きさの第一条件は“ぬれ”（図1-5）が良好なことである．接触角（θ）が小さいほどぬれがよい．

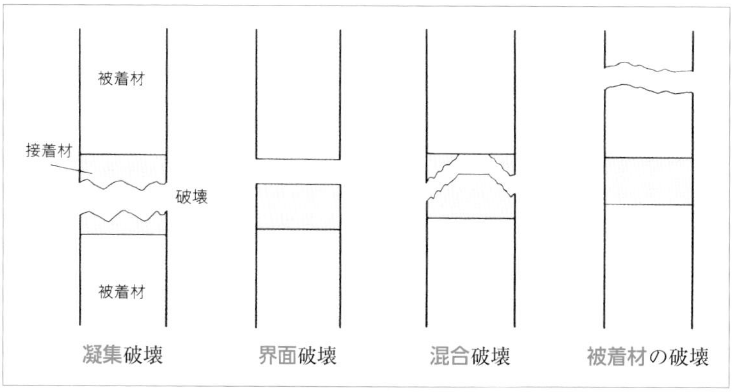

図1-4　破壊の種類

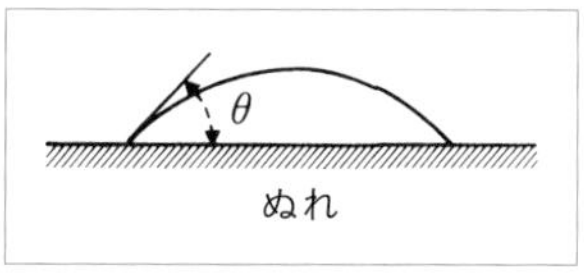

図1-5　ぬれ

(2) 表面性状

汚染はぬれを低下させるので，被着材の表面処理を行い親和性を向上させる．

表面処理の方法として，合金ではサンドブラスト処理，加熱酸化処理，スズ電析処理，表面処理材など，陶材ではシランカップリング処理，フッ化水素酸処理などを行う．

3. 溶解性

材料（歯科用セメントなど）の成分が唾液や生体内の体液によって溶け出す現象をいう．

4. 吸水性

吸水性が大きい材料は性状の低下や変色，寸法変化や変形を起こしやすい．レジンは陶材に比べ吸収性が大きい．

D 生物学的性質

歯冠修復物や補綴装置が患者に有害作用を及ぼさないように以下の生物学的性質を有することが重要である．

① **毒性**のないこと．
② **組織刺激性**（細胞毒性）のないこと．
③ **免疫**反応，**アレルギー**反応のないこと．
④ **発癌性**のないこと．

ニッケル（Ni）は金属アレルギーを誘発するなど生体への影響が懸念されている．
一方，チタン（Ti）は生体親和性が良好でありインプラント材料として重用される．

一問一答

A 機械的性質

問1 応力とは

答1 材料が外力により変形する際に，外力に抵抗して材料内部に発生する内力

問2 ひずみとは

答2 材料に外力が加わったときの変形の割合

問3 永久ひずみとは

答3 外力を取り除いても残るひずみ（変形）

問4 外力がなくなれば，ひずみもなくなる性質は

答4 弾性

問5 外力を取り去っても，永久ひずみが残る性質は

答5 塑性

問6 フックの法則とは

答6 ある限度内において，応力とひずみが比例する法則

問7 比例限とは

答7 応力とひずみの比例関係（フックの法則）が成立する限界の応力

問8 弾性限とは

答8 応力とひずみの比例関係は失うが，外力を取り去ってもひずみが残らない限界の応力

問9 応力-ひずみ曲線で，永久ひずみが0.2％残る応力は

答9 耐力

問10 引張試験における応力-ひずみ曲線の最大応力で示されるのは

答10 引張強さ

問11 フックの法則が成り立っているときの，応力のひずみに対する比（応力/ひずみ）は

答11 弾性係数

解説 「応力＝弾性係数×ひずみ」の関係が成り立つ．

問12 永久変形なしに材料が吸収することのできるエネルギーは

答12 レジリエンス

問**13** 外力により永久変形はするが，簡単には破断しない性質は

答**13** 靭性

問**14** 塑性変形することなく破断する性質は

答**14** 脆性

問**15** 荷重が一定でも，時間とともに塑性変形する性質は

答**15** クリープ

問**16** 圧縮荷重によって破損や亀裂なしに薄板状に加工される性質は

答**16** 展性

問**17** 引張荷重によって伸びる性質は

答**17** 延性

問**18** 展性，延性が最も大きい金属は

答**18** 金

問**19** 展性，延性が最も小さい脆性材料は

答**19** セラミック材料

問**20** 単位面積あたりの力の単位は

答**20** MPa

問**21** 鋼球を用い圧痕をつけて測定する硬さ試験は

答**21** ブリネル硬さ試験

問**22** 菱形の圧痕の長径で硬さを計測する硬さ試験は

答**22** ヌープ硬さ試験

問**23** ビッカース硬さの硬さ記号は

答**23** HV

問**24** 最も大きなビッカース硬さを示す修復材料は

答**24** ジルコニア

B 物理的性質

問**25** 密度とは

答**25** 単位体積あたりの質量

問**26** 密度の単位は

答**26** g/cm^3

問**27** 比重とは

答**27** 一定温度における物質の一定体積の質量と，標準物質（4℃の水）の質量との比

問**28** 熱膨張係数とは

答**28** 温度1℃あたりの線（体）膨張量を元の長さ（体積）で割った値

問29 熱膨張係数が最も大きい歯科材料は

答29 ワックス

解説 歯科材料の熱膨張係数は，高分子材料＞金属材料＞セラミック材料の順である．

C 化学的性質

問30 化学的性質の種類は

答30 ①耐食性
②接着性
③溶解性
④吸水性

問31 腐食の分類は

答31 ①粒界腐食
②応力腐食
③孔食
④全面腐食

問32 口腔内で生じる腐食は

答32 電気化学的腐食

問33 イオン化傾向が最も小さい金属は

答33 金

問34 チタンやコバルトの腐食を抑制する因子は

答34 不動態膜

問35 口腔内で異種金属の接触が原因となる腐食は

答35 ガルバニー腐食

問36 一次結合と二次結合ではどちらが結合力が大きいか

答36 一次結合

解説
一次結合：共有結合，イオン結合，金属結合
二次結合：ファンデルワールス力，水素結合

問37 不動態膜の形成に関与する金属は

答37 Cr（クロム），Ti（チタン）

問38 金属の加工硬化後に最も起こりうる腐食現象は

答38 応力腐食

問39 接着界面の破壊の種類は

答39 ①凝集破壊
②界面破壊
③混合破壊
④被着材の破壊

問40 答39のうち接着材の破壊は

答40 凝集破壊

問41 答39のうち接着材の破壊と界面破壊の混合は

答41 混合破壊

D 生物学的性質

問42 歯科材料が具備すべき生物学的性質は

答42 ①毒性がない
②組織刺激性がない
③アレルギー反応がない
④発癌性がない

第2章 印象材

知識の整理と重要事項

A 分類

1. 弾性・非弾性による分類

弾性・非弾性による印象材の分類を表2-1に示す．

2. 物理的硬化・化学的硬化による分類

物理的硬化・化学的硬化による印象材の分類を表2-2に示す．

3. 可逆性・不可逆性による分類

可逆性・不可逆性による印象材の分類を表2-3に示す．

表2-1　弾性・非弾性による印象材の分類

弾性印象材	ハイドロコロイド印象材	寒天印象材 アルジネート印象材
	ゴム質印象材	シリコーンゴム印象材 ポリエーテルゴム印象材 ポリサルファイドゴム印象材
非弾性印象材	印象用石膏 モデリングコンパウンド 酸化亜鉛ユージノール印象材 印象用ワックス	

表2-2　物理的硬化・化学的硬化による印象材の分類

物理的硬化印象材	寒天印象材 モデリングコンパウンド 印象用ワックス
化学的硬化印象材	アルジネート印象材 ポリサルファイドゴム印象材 シリコーンゴム印象材 ポリエーテルゴム印象材 印象用石膏 酸化亜鉛ユージノール印象材

表2-3　可逆性・不可逆性による印象材の分類

不可逆性印象材	アルジネート印象材 シリコーンゴム印象材 ポリエーテルゴム印象材 ポリサルファイドゴム印象材 印象用石膏 酸化亜鉛ユージノール印象材
可逆性印象材	寒天印象材 モデリングコンパウンド 印象用ワックス

B 種　類

1. アルジネート印象材（弾性/ハイドロコロイド印象材/不可逆性）

1）組　成

（1）主成分

アルギン酸ナトリウム（またはアルギン酸カリウム），石膏

（2）硬化反応

主成分の両者が反応して，水に不溶性のアルギン酸カルシウムをつくり硬化する．

> ほかに，硬化時間調節剤，ケイソウ土，着色材などが添加される．

2）特性と用途

模型材の細部再現性は寒天印象材よりも劣っており，弾性印象材中で最も不良である．このため精度が要求される歯冠修復物や補綴装置の製作には使用できない．主に概形印象材として，診断用，患者教育用，治療計画立案用あるいはトレー製作用の模型製作に使用される．

ただし，寒天印象材と併用して寒天アルジネート連合印象を行う場合は，精密印象として扱うことができる．

2. 寒天印象材（弾性/ハイドロコロイド印象材/可逆性）

1）組　成

（1）主成分

寒天（8～15%．複印象用は約5%以下），水

（2）硬化反応

温度変化による可逆的ゾル-ゲル変換を利用している．

> **▶ヒステリシス**
> 寒天印象材は，ゲルからゾル化する温度と，ゾルからゲル化する温度が異なる（ゾル化温度のほうが高い）．この現象をヒステリシス（履歴現象）という．

2）特性と用途

寒天印象材の永久ひずみはゴム質印象材に匹敵するが，応力緩和が速いので，ゴム質印象材と同じ撤去速度でも変形量が大きくなる．また，引張強さがゴム質印象材に比べて小さいので，隣在歯に大きなアンダーカットがある場合には使用しないほうがよい．

印象精度は優れているが，空気中に放置した場合の寸法安定性はきわめて不良で，時間経過に伴うゲル化の進行により成分中の塩類・水分の放出（離液）が起こるため収縮する．水中保管では吸水して膨潤し，大気中保管では脱水して乾燥する．石膏はなるべく早く流す必要があるが，保管が必要なときは相対湿度100%の環境下におく．

寒天印象材単独で使用する場合は冷却用の装置が必要であり，アルジネート印象材と併用して寒天アルジネート連合印象を行うことが多い．

3. シリコーンゴム印象材（弾性/ゴム質印象材/不可逆性）

シリコーンゴム印象材は，硬化機序の違いにより縮合型シリコーンゴム印象材と付加型シリコーンゴム印象材の2つに分けられる．

1）縮合型シリコーンゴム印象材

> 縮合型，付加型ともに，ほかにフィラーが配合されている．

（1）主成分

ポリジメチルシロキサン（ベース），エチルシリケート（キャタリスト），カプリル酸スズ（触媒）

（2）硬化反応

ポリジメチルシロキサン中の水酸基とエチルシリケートのエチル基が縮合することによって重合する．反応副産物としてエタノールが生じる．

2）付加型シリコーンゴム印象材

（1）主成分

ポリジメチルシロキサン〈SiH基とビニル基〉（ベース），ポリジメチルシロキサン〈ビニル基〉（キャタリスト），白金塩（触媒）

（2）硬化反応

ポリジメチルシロキサン中の二重結合が白金塩の存在下で重合する．反応副産物はない．寸法安定性，永久ひずみにおいて縮合型よりも勝る．

3）特性と用途

縮合型では，エタノールが反応副産物となって生じ，その結果大きく収縮する．疎水性であり歯肉縁下への注入にはテクニックを要する．通常，この印象材単独で用いられる．

付加型では反応副産物はなく，重合収縮はきわめて少ない．以前は，付加型の一部の製品では，シロキサン分子の末端より発生する水素ガスが模型材表層に出て表面粗れを生じることがあるといわれていた．また，縮合型より疎水性が強く模型に気泡が入りやすいとの指摘もあったが，最近は比較的親水化された製品も販売されている．

4. ポリエーテルゴム印象材（弾性/ゴム質印象材/不可逆性）

1）組　成

（1）主成分

ポリエーテルゴム（ベース），ベンゼンスルホン酸エステル（キャタリスト）

（2）硬化反応

ベンゼンスルホン酸エステルによりポリエーテルが常温で重合して，網目状構造となる．

5. ポリサルファイドゴム印象材（弾性/ゴム質印象材/不可逆性）

> ポリサルファイドゴム印象材は，現在日本ではほとんど用いられていない．

1）組　成

（1）主成分

ポリサルファイドゴム（ベース），過酸化鉛（キャタリスト）

（2）硬化反応

ゴム分子の－SH基が，過酸化鉛により酸化され，脱水して縮合重合する．

2）特性と用途

硬化時間は弾性印象材のなかで最も長く，チェアタイムは長くなる．また，永久ひずみもゴム質印象材では一番大きい．

6. 印象用石膏（非弾性/不可逆性）

> 印象用石膏はチェックバイトや咬合採得に使用される．

1）組　成

（1）主成分

普通石膏

（2）硬化反応

石膏が水と反応して，不溶性の2水塩となる．

7. モデリングコンパウンド（非弾性/可逆性）

1）組　成

（1）主成分

天然樹脂および合成樹脂（熱可塑性成分），ステアリン酸（軟化調節剤）

（2）硬化反応

熱可塑性を利用している．

8. 酸化亜鉛ユージノール印象材（非弾性/不可逆性）

1）組　成

（1）主成分

酸化亜鉛（ベース），ユージノール（硬化剤）

（2）硬化反応

主成分の両者の混合物が，ユージノール亜鉛を生成し硬化する．

C 性　質

［印象材の所要性質］

① 有害でないこと．

② 不快感のないこと．

③ 取り扱いが容易であること．

④ 口腔内で硬化が速いこと．

⑤ 流動性が良好で，細部の再現が可能なこと．

⑥ 弾性回復が大きく，永久変形が少ないこと．

⑦ 寸法安定性が良好なこと．

⑧ 模型材とのなじみが良好なこと．

1．寸法安定性

経時的な寸法安定性は，弾性印象材のなかでは付加型シリコーンゴム印象材が最も安定で，ついで，ポリエーテルゴム，ポリサルファイドゴム，縮合型シリコーンゴムの順であり，ハイドロコロイド（アルジネート，寒天）印象材はかなり不安定である（図2-1，2）．

1）ハイドロコロイド印象材

ハイドロコロイド印象材の寸法安定性は，周囲の環境により大きな影響を受ける．

（1）膨潤

水中に置くと，浸透圧の差で水分を吸収して膨張する．

（2）離液

放置しておくと，ゲル化の進行により印象体中の水分と塩分が表面へしみ出して蒸発し，収縮する．

（3）乾燥

空気中に放置すると，水分の蒸発により収縮する．

2）ゴム質印象材

シリコーンゴム印象材およびポリサルファイドゴム印象材は，疎水性で離液・膨潤がなく，ハイドロコロイド印象材に比べて寸法安定性は非常に

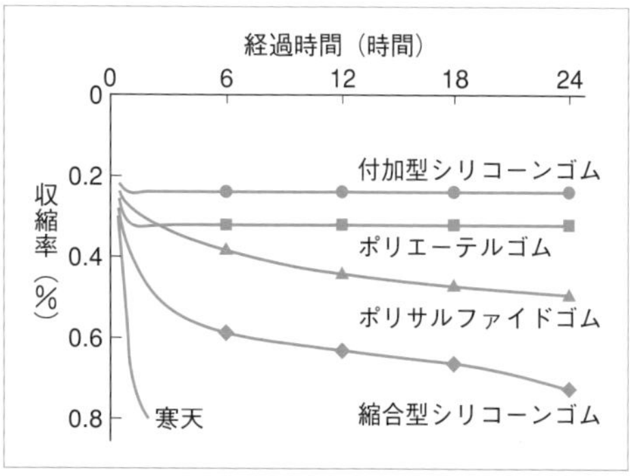

図2-1　各種印象材の経時的な寸法変化（Anusavice, K. T.：Phillips' Science of Dental Materials. 11th, W. B. Saunders Co., Mo, 2003, 224, 改変）

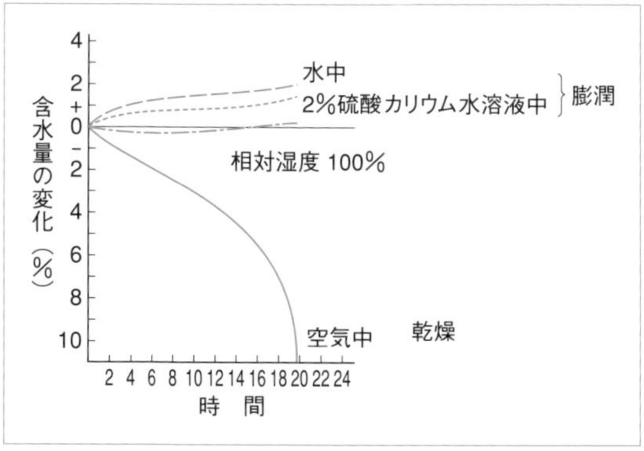

図2-2　寒天印象材撤去後の保存条件による寸法変化（含水量で表されている）（Anusavice, K. T.：Phillips' Science of Dental Materials. 11th, W. B. Saunders Co., Mo, 2003, 247.）

よい．しかし，硬化反応によりわずかに収縮する．ポリエーテルゴム印象材は，親水性のため，水中保存すると吸水膨張するので注意を要する．

3）印象用石膏

硬化膨張抑制剤が入っているので，短時間での寸法変化のおそれはない．

4）モデリングコンパウンド

温度変化の影響を受けやすいので注意する．

5）酸化亜鉛ユージノール印象材

硬化中の収縮は0.1％以下で，寸法安定性はよい．

2. 永久ひずみ，弾性ひずみ，弾性回復

弾性印象体は弾性変形を行うが，完全な弾性体ではなく，粘性的性質も併せもった粘弾性体である．印象体の変形と回復の程度を示す指標として**永久ひずみ**，**弾性ひずみ**，**弾性回復**がある．

弾性，粘性，粘弾性についての説明は，p.5を参照．

1）永久ひずみ

一定荷重を加えた後に荷重を取り除いたとき，元の寸法と比べてどの程度の**ひずみ**が残るかを示す数値である．永久ひずみの値は**小さい**ほうがよい．

ひずみを与える時間が短ければ元の形に戻るものでも，長時間ひずみを与えると永久ひずみが残るようになる．正確な印象を採得するには，手早く一気に撤去するのがよい．シリコーンゴム印象材は，ほとんど永久変形しない．

2）弾性ひずみ

印象材の変形のしやすさを示す数値である．一定加重を加えたときにどの程度変形したかで評価される．弾性ひずみの値が**大きい**ほど変形しやすい．

弾性ひずみが小さすぎると深いアンダーカットがある場合の使用が難しいが，大きすぎると模型材の重みで変形する危険がある．

3）弾性回復

印象材に一定加重を加えた後に荷重を取り除いたとき，どの程度変形が回復するかを示す数値である．弾性回復の値が**大きい**ほど変形が残らないことを示す．

弾性回復の値は**シリコーンゴム印象材**＞**寒天印象材**＞**アルジネート印象材**の順となる．

3. 模型材との関係

固定液への浸漬は長すぎると寸法変化をきたすので，**5分**を限度とする．

ハイドロコロイド印象材の場合，分散媒が水分であり，注入した模型材（石膏）の表面硬化が遅れたり，表面粗れを起こしたりしやすい．これを防

止するために，印象を固定液に短時間浸漬することがある．固定液には硫酸カリウムや硫酸亜鉛などの1～2%水溶液が用いられる．

一問一答

A 分類

問1 弾性印象材は

答1 ①アルジネート印象材
②寒天印象材
③ゴム質印象材

問2 非弾性印象材は

答2 ①印象用石膏
②モデリングコンパウンド
③酸化亜鉛ユージノール印象材
④印象用ワックス

問3 物理反応により硬化する印象材は

答3 ①寒天印象材
②モデリングコンパウンド
③印象用ワックス

問4 化学反応により硬化する印象材は

答4 ①アルジネート印象材
②ゴム質印象材
③印象用石膏
④酸化亜鉛ユージノール印象材

問5 ハイドロコロイド印象材は

答5 ①アルジネート印象材
②寒天印象材

問6 可逆性の印象材は

答6 ①寒天印象材
②モデリングコンパウンド
③印象用ワックス

問7 不可逆性の印象材は

答7 ①アルジネート印象材
②ゴム質印象材
③印象用石膏
④酸化亜鉛ユージノール印象材

B 種類

問8 アルジネート印象材の主成分は

答8 アルギン酸ナトリウム，石膏

問9 寒天印象材の主成分は

答9 寒天，水

問 **10** 寒天印象材がゲル化する温度は

答 **10** 40〜70℃

問 **11** 寒天印象材がゾル化する温度は

答 **11** 85〜90℃

問 **12** ヒステリシス（履歴現象）とは

答 **12** ゾル化温度とゲル化温度が異なる現象

問 **13** シリコーンゴム印象材を硬化機序の違いにより2つに分類すると

答 **13** ①縮合型シリコーンゴム印象材
②付加型シリコーンゴム印象材

問 **14** 熱可塑性樹脂を主成分とする印象材は

答 **14** モデリングコンパウンド

問 **15** 歯科技工用の複印象用として用いられる印象材は

答 **15** ①寒天印象材
②付加型シリコーンゴム印象材

問 **16** 酸化亜鉛ユージノール印象材の長所は

答 **16** 印象精度がきわめて優秀

問 **17** 酸化亜鉛ユージノール印象材の短所は

答 **17** ①硬化後の強さがやや不十分
②弾性がほとんどなく，アンダーカットを再現できない

C 性　質

問 **18** 印象材の所要性質は

答 **18** ①有害でないこと
②不快感のないこと
③取り扱いが容易であること
④口腔内で硬化が速いこと
⑤流動性が良好で，細部の再現が可能なこと
⑥弾性回復が大きく，永久変形が少ないこと
⑦寸法安定性が良好なこと
⑧模型材とのなじみが良好なこと

問 **19** 石膏の表面粗れを起こす危険性がある印象材は

答 **19** ハイドロコロイド印象材（アルジネート印象材，寒天印象材）

問**20** ハイドロコロイド印象材特有の寸法変化の原因は

答**20** ①膨潤
②離液
③乾燥

問**21** 永久ひずみとは

答**21** 一定荷重を加えた後に荷重を取り除いたとき，元の寸法と比べてどの程度のひずみが残るかを示す数値

問**22** 寒天アルジネート連合印象法の長所は

答**22** 簡便で精度の高い印象が得られる

問**23** ゴム質印象材のなかで最も小さい永久ひずみを示す印象材は

答**23** 付加型シリコーンゴム印象材

問**24** 硬化後に大気中に放置した場合，寸法変化が最も大きい印象材は

答**24** 寒天印象材

問**25** 水中保管で膨張する印象材は

答**25** ハイドロコロイド印象材（アルジネート印象材，寒天印象材）

問**26** 固定液の役目は

答**26** 石膏表面の硬化を促進させ，離液現象による石膏表面粗れを防止する

問**27** 固定液に使用する水溶液は

答**27** 硫酸カリウム，硫酸亜鉛の1～2％水溶液

第3章 石　膏

知識の整理と重要事項

A 種　類

石膏は硫酸カルシウム（$CaSO_4$）に水（H_2O）が一定の比で含まれた結晶である．その含まれている水分子の数に応じて，二水石膏（$CaSO_4 \cdot 2H_2O$），半水石膏（$CaSO_4 \cdot 1/2H_2O$），無水石膏（$CaSO_4$）に分類される．このうち，歯科で使用されるのは半水石膏である．

1．原料と製造法

歯科用石膏の原料は，天然に存在する石膏原石や石油精製時の副産物として得られる化学石膏である．これらはいずれも二水石膏であり，加熱脱水することによって半水石膏が得られる．

2．種　類

1）α半水石膏とβ半水石膏

半水石膏はα半水石膏とβ半水石膏に大別される．化学構造は同じ（$CaSO_4 \cdot 1/2H_2O$）であるが，製造環境の違いにより生成する結晶形に違いが生じる（表3-1）．

2）歯科用石膏の種類

歯科で使用される石膏は，加熱脱水の方法の違いによって普通石膏，硬質石膏，超硬質石膏の3種類に分けられる．これらは，化学的には全く同一（半水石膏，$CaSO_4 \cdot 1/2H_2O$）であるが，結晶の形や結晶度が異なる．

（1）普通石膏

大気中で加熱脱水することによって得られるβ半水石膏からなる．

（2）硬質石膏

圧力釜中で湿式加圧しながら脱水することによって得られるα半水石膏からなる．

（3）超硬質石膏

30～40％の塩化カルシウム（$CaCl_2$）水溶液中で加熱脱水することによって得られるα半水石膏からなる．

表3-1　石膏の分類と特徴

	結晶	混水比	分類	化学式
α半水石膏	規則的	小	(超)硬質石膏	$CaSO_4 \cdot 1/2\ H_2O$
β半水石膏	不規則	大	普通石膏	$CaSO_4 \cdot 1/2\ H_2O$

JIS（日本産業規格）では歯科用石膏はタイプ1～5に分類される．この分類では，普通石膏は1, 2に，硬質石膏は3～5に，超硬質石膏は4に該当する．

3．特性と取扱い

1）普通石膏

普通石膏の結晶粒子は不規則な形態を示し，多孔質な海綿状のβ半水石膏からなる．かさ密度が小さく，練和には多くの水が必要である．その結果，混水比が大きくなって，単位体積あたりの結晶核数が少なくなるため，硬化物は弱い構造体となる．標準混水（W/P）比は0.35～0.50である．

混水比は普通石膏＞硬質石膏＞超硬質石膏の順である．

2）硬質石膏

硬質石膏は普通石膏と異なり，規則的で緻密な結晶粒子であるα半水石膏からなる．混水比は普通石膏よりも小さく，より強い硬化物が得られる．標準混水（W/P）比は0.24～0.30である．

3）超硬質石膏

硬質石膏より，さらに緻密でなめらかな結晶粒子で，硬質石膏に比べ表面積が小さくなる．混水比は硬質石膏よりさらに小さくなり，より強く，耐摩耗性に優れた硬化物が得られる．標準混水（W/P）比は0.20～0.26である．

B　性　質

1．流動性

流動性とは，固定しないで流れ動く性質，不定形に変化する性質をいう．一般に石膏は混水比が大きいほど流動性はよくなる．流動性がよいほうが，印象に流しやすい．

2．硬化時間

1）硬化反応

石膏は，下記の反応により生成した二水塩（$CaSO_4 \cdot 2H_2O$）の核を中心に針状結晶の成長が起こり，互いにからみ合うことで硬化する．

$$CaSO_4 \cdot \frac{1}{2}H_2O + \frac{3}{2}H_2O \rightarrow CaSO_4 \cdot 2H_2O$$

石膏の硬化は発熱反応である．

表3-2　硬化時間に影響を与える因子

	条件		硬化時間：速い	硬化時間：遅い
硬化時間に影響する基本的な因子	半水塩の溶解度		溶けやすい	溶けにくい
	結晶核数		多い	少ない
	結晶の成長速度		速い	遅い
上記3因子に影響を及ぼす条件	混水比	[理由]水が多い→単位面積あたりの結晶核数が減少	小さい	大きい
	練和方法	[理由]長くまたは速くすると結晶核数が増加する	長く，速く	短く，遅く
	水温*	[理由]温度の上昇とともに結晶の成長速度が速くなる	高温	低温
	添加物		硬化促進剤：塩化ナトリウム，硫酸カリウムなど（4%まで）	硬化遅延剤：ホウ砂（2%まで），澱粉

*水温が50℃以上だと逆に硬化時間が遅くなり，85～100℃になると硬化しなくなる．

2）硬化時間に影響する因子（表3-2）

① **半水塩の溶解度**：溶けやすいほど，硬化が速くなる．

② **結晶核数**：核が多いほど，硬化が速くなる．

③ **結晶の成長速度**：成長が速いほど，硬化も速くなる．

以上が基本的な因子である．

ただし，以下の条件が上記の因子に影響を及ぼす．

① **混水比**：水が多くなると単位体積あたりの結晶核の数が少なくなるので硬化は遅くなる．

② **練和方法**：長くまたは速くすると結晶核数が増加するので硬化が速くなる．

③ **水温**：10～40℃の範囲では，温度の上昇により結晶の成長速度が速くなるので硬化も速くなる．ただし，50℃以上では硬化が遅くなり，85～100℃では硬化しなくなる．

④ **添加物**：硬化時間を短くするための硬化促進剤と，硬化時間を長くするための硬化遅延剤がある．

- **硬化促進剤**：塩化ナトリウム，硫酸カリウムなど
（ただし使用濃度により効果が異なる．4%まで）
- **硬化遅延剤**：ホウ砂（2%以下），澱粉《でんぷん》など

3. 硬化・吸水膨張

1）硬化膨張

（1）硬化膨張の機構

結晶の成長→結晶のからみ合い→押し合う状態→膨張となる.

（2）硬化膨張に影響する因子（表3-3）

① **混水比**：小さいと単位体積あたりの結晶核数が多くなるので硬化膨張は大きくなる.

② **練和時間**：長くすると結晶核数が多くなるので硬化膨張は大きくなる.

③ **添加物**：すべて硬化膨張を減少させる.

④ **温度**：高いと硬化膨張は小さくなる.

表3-3 硬化膨張に影響する因子

因 子	理 由	硬化膨張：小		硬化膨張：大
混水比	水が少ない→単位面積あたりの結晶核数が増加する	大きい		小さい
練和時間	長くすると結晶核数が多くなる	短い		長い
添加物	硬化促進剤，硬化遅延剤ともに硬化膨張を減少させる	添加物あり		添加物なし
水温		高い		低い

2）吸水膨張

硬化反応中にさらに水を加えると，膨張量は2倍以上になる．しかし，水を加えるタイミングが大きく影響し，早すぎても遅すぎても吸水膨張は期待できない（表3-4）.

① 混水比が小さいと吸水膨張は大きくなる.

② 練和時間が長いと吸水膨張は大きくなる.

表3-4 吸水膨張に影響する因子

因 子	吸水膨張：小		吸水膨張：大
混水比	大きい		小さい
練和時間	短い		長い

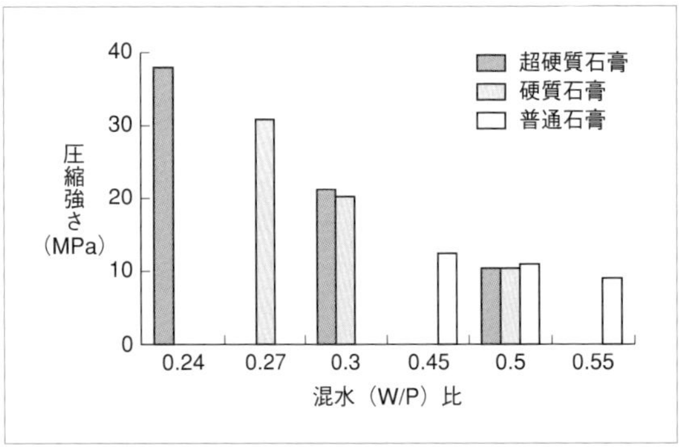

図3-1　各種石膏の圧縮強さに対する混水比の影響
（Craig, R. G. ed.：Restorative Dental Materials. 10th ed., Mosby Inc., 1997, 342. 改変）

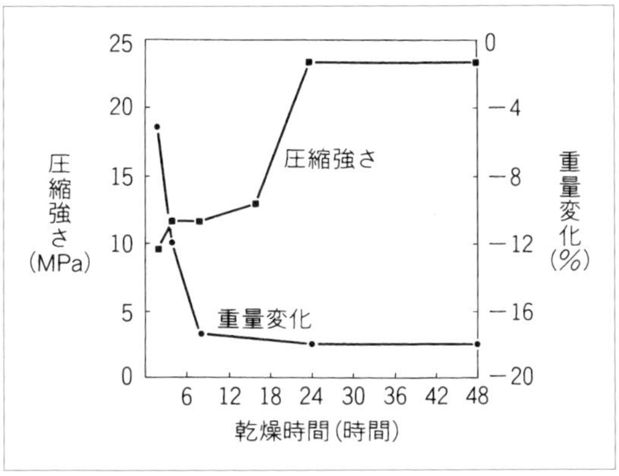

図3-2　乾燥時間による重量と圧縮強さの変化（Gibson, C. S. et al.：Investigations of the setting of plastic of Paris. *J. Soc. Chem. Ind.*, 51：257～387, 1932. 改変）

4．圧縮強さ

硬化した石膏の強さは，一般的に圧縮強さで示されることが多い．

圧縮強さは，以下のように，石膏の種類，混水比，硬化反応の進行度および乾燥度などによって著しく変化する（図3-1，2）．

① **種類**：硬質石膏＞普通石膏

② **混水比**：混水比が小さいほど，強度は大きくなる．

③ **硬化反応**：初期硬化を過ぎると，強度が急激に増す．

④ **乾燥度**：強さに最も影響する．乾燥が進むと強度が大きくなる（図3-2）．

⑤ **添加物**：過剰な添加は，強度を減少させる．

⑥ **練和時間**：最大1分間の範囲内で長くすると強くなるが，長くしすぎて結晶粒子を破壊してしまうと逆に弱くなる．

混水比が大きいと，硬化体は多孔質となり強さが低下する．

乾燥強さはぬれ強さの2倍以上の強さを示す．

一問一答

A 種 類

問1 石膏とは

答1 硫酸カルシウム（$CaSO_4$）に水（H_2O）が一定の比で含まれた結晶

問2 結晶中の水分子の数による石膏の分類は

答2 ①二水石膏（$CaSO_4 \cdot 2H_2O$）
②半水石膏（$CaSO_4 \cdot 1/2H_2O$）
③無水石膏（$CaSO_4$）

> **解説** 歯科で使用される石膏は，模型材，埋没材ともに半水石膏である．

問3 歯科用石膏の種類は

答3 ①普通石膏
②硬質石膏
③超硬質石膏

> **解説** ISOやJISでは石膏をタイプ1～5に分類している．この分類では，普通石膏は1，2に，硬質石膏は3～5に，超硬質石膏は4にあたる．

問4 **答3**のうち，β半水石膏からなるのは

答4 普通石膏

問5 **答3**のうち，α半水石膏からなるのは

答5 硬質石膏，超硬質石膏

問6 普通石膏の特性は

答6 結晶粒子は不規則な形態を示し，多孔質な海綿状のβ半水石膏．結晶核数が少なくなるため，硬化体は弱い構造体となる

問7 普通石膏の標準混水（W/P）比は

答7 0.35～0.50

問8 硬質石膏の特性は

答8 結晶粒子は規則的で緻密な結晶粒子であるα半水石膏．硬化体は圧縮強さが大きい

問9 リスクによる医療機器の分類で，歯科用石膏が該当するのは

答9 クラスⅠ

解説 医薬品医療機器等法では医療機器（歯科材料を含む）がリスクの大きさによって4つに分類されており，クラスⅠには石膏など，クラスⅡには合金やレジンなど，クラスⅢにはインプラントなどが含まれる．

問10 硬質石膏の標準混水（W/P）比は

答10 0.24～0.30

問11 超硬質石膏の特性は

答11 硬質石膏より緻密でなめらかな結晶粒子のα半水石膏で，硬質石膏に比べ表面積が小さくなり，より耐摩耗性に優れた硬化体となる

問12 超硬質石膏の標準混水（W/P）比は

答12 0.20～0.26

解説 混水比は普通石膏＞硬質石膏＞超硬質石膏である．

B 性 質

問13 歯科用石膏の硬化反応の化学式は

答13 $CaSO_4 \cdot \frac{1}{2} H_2O + \frac{3}{2} H_2O \rightarrow CaSO_4 \cdot 2H_2O$

問14 硬化時間に影響する因子は

答14 ①半水塩の溶解度
②結晶核数
③結晶の成長速度

問15 硬化時間を長くするには混水比を

答15 大きくする

問16 硬化時間を短くするには練和時間を

答16 長くする

問17 硬化時間を短くするには練和速度を

答17 速くする

問18 硬化時間を短くするには水温を

答18 10～40℃の範囲で上げる

解説 50℃以上だと逆に硬化は遅くなる．

問**19** 石膏の硬化促進剤は

答**19** 塩化ナトリウム，硫酸カリウム，塩化カルシウム，硫酸ナトリウム（ただし使用濃度により効果が異なる．4％まで）

問**20** 石膏の硬化遅延剤は

答**20** ホウ砂（2％以下），澱粉（デンプン）など

問**21** 硬化膨張の機構は

答**21** 結晶の成長→結晶のからみ合い→結晶どうしが押し合う状態→膨張

問**22** 硬化膨張を大きくするには混水比を

答**22** 小さくする

問**23** 硬化膨張を大きくするには練和時間を

答**23** 長くする

問**24** 硬化膨張を小さくするには水温を

答**24** 高くする

問**25** 硬化膨張を大きくするには添加物を

答**25** 使用しない

解説 硬化促進剤や遅延剤は，硬化膨張を小さくする．

問**26** 吸水膨張を大きくするには混水比を

答**26** 小さくする

問**27** 吸水膨張を大きくするには練和時間を

答**27** 長くする

問**28** 石膏の強度に影響する因子は

答**28** ①石膏の種類
②混水比
③硬化反応の進行度
④乾燥度
⑤添加物
⑥練和時間

問**29** 石膏の強度を増加させるには混水比を

答**29** 小さくする

問**30** 石膏の強度を増加させるには添加物を

答**30** 過剰な添加は避ける

問**31** 石膏の強度を増加させるには練和時間を

答**31** 最大1分間の範囲内で長くする

解説 この範囲を越えて長すぎると，強さは逆に減少する．

第4章 ワックス

知識の整理と重要事項

A 種類と用途（表4-1）

1. 鋳造関連ワックス

1）インレーワックス

（1）直接法用インレーワックス

歯科医師が直接患者の口腔内でインレー，コアのワックスパターンを採るときに用いる．硬質，軟質などの種類を操作により使い分ける．

（2）間接法用インレーワックス

模型上で各種ワックスパターンを形成するときに用いる．硬質，軟質などの種類を操作により使い分ける．

（3）インレーワックスの所要条件（JIS，ISO）

① 直接法用インレーワックスは，口腔内温度より少し高い温度で可塑性を有し，形成したワックスパターンは口腔内温度で変形したり流れたりしないことが求められる．

② 間接法用インレーワックスは，室温より少し高い温度で可塑性を有し，形成したワックスパターンは室温で変形したり流れたりしないことが求められる．

③ 加熱時に均一に軟化する．

④ 成形性，彫刻性が良好である．

⑤ 外力によって容易に変形しない．

表4-1　歯科用ワックスの種類と主な用途

	種類	主な用途
鋳造用	インレーワックス	インレー，クラウン，ブリッジ
	シートワックス	鋳造床
	レディキャスティングワックス	クラスプ，バー，スプルー，ベント
義歯用	パラフィンワックス	仮床，咬合堤，咬合採得用
その他	ユーティリティワックス	補助的用途
	スティッキーワックス	仮着

⑥ 熱収縮がきわめて小さく，寸法安定性が高い．

⑦ 焼却後に残留物（残渣）を残さない．

⑧ 歯または作業用模型との区別が容易にできるよう着色されている．

残渣は鋳造欠陥の原因となる．

2) シートワックス

鋳造床のワックスパターンやスペーサーとして使用する．厚さ0.2～0.7 mmの薄い板（シート）状のもので目的に応じて厚みを使い分ける．

3) レディキャスティングワックス

鋳造用パターン（鋳造冠，鋳造床，クラスプおよびスプルーの形態に成形されたワックス）をいう．室温で加工操作できるようインレーワックスにレジン成分を添加し軟らかくしてあるので，変形に注意が必要である．

2. 重合関連ワックス

1) ベースプレートワックス

義歯製作時において仮床，咬合床，咬合採得に使用する．厚さ1.5 mmの板状で，ピンク色のものが多い．

2) パラフィンワックス

用途はベースプレートワックスとほぼ同様である．歯肉形成や印象採得のスペーサーとしても用いる．主成分のパラフィンのほかにカルナウバろうや蜜ろうなどが添加される．

所要性質は，JISで以下のように規定されている．

① 軟化，圧接しても破折または亀裂を生じない．

② 熱湯により完全に溶け，残渣がない．

③ 石膏模型を着色しない．

3. その他のワックス

1) 印象用ワックス

パラフィンを主成分とする非弾性印象材（主に咬合採得用など）である．

2) ユーティリティワックス

蜜ろうを主成分とする汎用のワックスで，技工作業の補助的用途に用いる．室内でも柔軟性，粘着性を保つ．

3) ボクシングワックス

模型製作の際のボクシングに用いる．

4) スティッキーワックス

仮着用のワックスで，粘着性が付与されている．60～65℃で融解し，室温では硬くて脆い．

4. 特殊用途向けワックス

1）アンダーカットワックス

模型のブロックアウトや修正に用いる．融解温度を高くしている．

2）蜜ろう（ビーズワックス）

耐火模型の表面改善や咬合採得に使用する．

3）歯冠色ワックス

歯冠形態成形用のワックスである．歯冠色を呈し，前装冠の歯冠修復後の概形を整える．

4）コーピングワックス

軟質のワックスパターン形成用ワックスである．歯型上を一層だけ薄く覆い，確実な適合を得るのに使用する．

B 組　成

1. インレーワックスの組成

インレーワックスの主成分はパラフィン（40～60％）であり，その欠点を補うためにさまざまな成分が配合されている（表4-2）．

2. ワックス原料の特徴

1）鉱物系ワックス

(1) パラフィン

単独では脆く，粘着性，彫刻性に欠ける．

(2) マイクロクリスタリンワックス

軟化温度を低下させ，脆さを改善する．

2）昆虫性ワックス

(1) 蜜ろう（ビーズワックス）

しなやかさを増して脆さを改善する．つやを与える．

表4-2　インレーワックスの各成分の役割

成分	役割
パラフィン	主成分，40～60％
カルナウバろう	硬さの増加，フローの抑制，表面滑沢
蜜ろう	しなやかさとつやの増加
ダンマル	表面滑沢と粘り強さの付与
セレシン	しなやかさとつやの増加

3）植物性ワックス

（1）カルナウバろう

フローを調節する．表面を滑沢にする効果もある．

（2）ダンマル

光沢と粘り強さを付与する．

C 性　質

1．融解温度

ワックスはそれぞれ異なった分子量をもつ分子が混在しているため，明確な融点をもたず，融解する温度には範囲がある．

2．熱膨張と収縮

歯科材料中で最も大きな熱膨張係数をもつ．インレーワックスの熱膨張係数は350～450×10^{-6}/℃で，38℃から26℃に冷却されると0.42～0.54％程度の収縮を生じる．

温度変化によってどの程度の寸法変化（収縮・膨張）が生じるかは下記の式で計算できる．

寸法変化（％）＝熱膨張係数×温度の変化量×100（％）

（例）38℃→26℃の場合，温度変化は12℃なので，350～450×10^{-6}×12×100＝420000～540000×10^{-6}＝0.42～0.54％となる．

3．フロー

わずかな応力でも流動変形を生じる性質をフローという．

軟化時は，加圧によって容易に細部まで流入できるだけのフローが必要である．

硬化後は，変形を防止するためできるだけフローが少ないことが望ましい．

フローは，流れ，加圧短縮率ともよばれる．

4．内部応力による変形と対策

ワックスは熱伝導率が小さい（熱を伝えにくい）ので，均一に加熱あるいは冷却することが難しい．そのため，ワックス成形時に生じた内部応力や，熱収縮により生じた熱応力などによってワックス内に残留応力を生じる．この残留応力の解放に伴いワックスの変形が生じる．

［変形への主な対策］

① ワックスパターン形成後，作業用模型に放置する．

② 作業用模型から撤去した後は，室温水で練和した埋没材でただちにワックスパターンを埋没する．

一問一答

A 種類と用途

問1 インレーワックスの種類は

答1 ①直接法用インレーワックス
②間接法用インレーワックス

問2 直接法用インレーワックスが可塑性を示す温度は

答2 口腔内温度より少し高い温度

問3 間接法用インレーワックスが可塑性を示す温度は

答3 室温より少し高い温度

問4 インレーワックスの所要条件は

答4 ①加熱時に均一に軟化する
②彫刻性が良好である
③外力で容易に変形しない
④熱収縮が小さい
⑤焼却後の残留物が少ない
⑥着色により歯や作業用模型と区別できる

問5 インレーワックスの主な用途は

答5 インレー，クラウン，ブリッジ製作の原型

問6 シートワックスの主な用途は

答6 鋳造床製作の原型

問7 レディキャスティングワックスの主な用途は

答7 クラスプ・バー製作の原型，スプルー・ベント

問8 パラフィンワックスの主な用途は

答8 仮床，咬合堤製作，咬合採得

問9 ユーティリティワックスの主な用途は

答9 補助的用途，汎用

問10 スティッキーワックスの主な用途は

答10 仮着

B 組成

問11 インレーワックスの成分は

答11 ①パラフィン
②カルナウバろう
③蜜ろう
④ダンマル
⑤セレシン

問**12** インレーワックスの主成分は

答**12** パラフィン

問**13** インレーワックスのカルナウバろうの役割は

答**13** ①硬さの増加，②フローの抑制，③表面滑沢

問**14** インレーワックスの蜜ろうの役割は

答**14** しなやかさとつやの増加

問**15** インレーワックスのダンマルの役割は

答**15** ①表面滑沢，②粘り強さの付与

問**16** インレーワックスのセレシンの役割は

答**16** しなやかさとつやの増加

問**17** スティッキーワックスの主成分は

答**17** 蜜ろう

C 性質と取扱い

問**18** ワックスの融解温度の特徴は

答**18** 明確な融点をもたず，融解温度には範囲がある

問**19** ワックスの熱膨張と収縮の特徴は

答**19** 歯科材料中で最も大きな熱膨張係数をもち，温度変化による寸法変化が大きい

問**20** インレーワックスの温度が20℃から40℃に上昇すると，何%の膨張を示すか

答**20** 0.7～0.9%

解説 温度変化は40℃－20℃＝20℃なので，350～450×10^{-6}（インレーワックスの熱膨張係数）×20×100（%）と計算する．

問**21** インレーワックスを50℃から20℃に冷却したときの寸法変化（%）は

答**21** －1.35～－1.05%

解説 温度変化は20℃－50℃＝－30℃であり，350～450×10^{-6}×（－30）×100（%）と計算する．マイナスの寸法変化なので，収縮となる．

問**22** ワックスのフローとは

答**22** わずかな応力でも流動変形を生じる性質

問23 ワックスはどのようなフローをもつのが望ましいか

答23 軟化時は，加圧によって容易に細部まで流入できるフローがあり，硬化後は，できるだけフローが少なく変形しない

問24 内部応力と変形の関係は

答24 ワックス成形時に生じた内部応力や，熱収縮により生じた熱応力などによって，残留応力が生じる．この残留応力の解放に伴いワックスの変形が生じる

解説 ワックスは熱伝導率が小さいため，均一に加熱/冷却することが難しい．そのため，不均一な軟化となりやすく，内部応力が生じやすい．

問25 変形を最小限に留めるための対策は

答25 ①ワックスパターン形成後，作業用模型に放置する

②作業用模型から撤去した後は，ただちに室温水で練和した埋没材でワックスパターンを埋没する

第5章 レジン成形

知識の整理と重要事項

A 義歯床用レジン

1. 所要性質

[義歯床用材料としての所要性質]

① 咬合圧に耐え，耐摩耗性に優れ，変形しない.
② 成形，修理が容易である.
③ 比重が小さく（軽く），熱伝導率が大きい.
④ 唾液・飲食物に不溶で，無味・無臭であり，口腔粘膜を刺激しない.
⑤ 口腔内で変色しない.
⑥ 食物の粘着がなく，清掃が容易である.
⑦ 着色が自由にできる.

B 加熱重合レジン

1. 組成（表5-1）

1）液

主成分はメチルメタクリレート（MMA；モノマー）で無色透明の液体

表5-1　加熱重合レジンの組成

	成　分	役　割
液	メチルメタクリレート（MMA）	液の主成分（モノマー）
	ハイドロキノン	重合禁止剤（保存中の重合を防止）
	エチレングリコールジメタクリレート（EDMA）	架橋性モノマー（耐衝撃性・耐溶解性の向上）
粉末	ポリメチルメタクリレート（PMMA）	粉末の主成分（ポリマー）
	過酸化ベンゾイル（BPO）	重合開始剤（モノマーの重合を開始）
	着色剤，繊維状色素合成物	色調付与

※常温重合レジンには，このほかに重合促進剤として第三級アミンが含まれている.

である．沸点100.3℃の揮発性の液体で，融点－48℃，密度0.94 g/cm^{3}である．

モノマーは加熱や紫外線により重合するので，重合禁止剤としてハイドロキノンが微量添加されている．保存性を高めるため着色瓶に入れ，冷暗所に保存する．

また，重合過程で線状分子間を橋渡しして，三次元的な架橋構造の硬化体をつくるため，エチレングリコールジメタクリレート（EDMA）が少量添加されている．

2）粉　末

主成分はポリメチルメタクリレート（PMMA；ポリマー）で，無色透明の球状粉末である．密度は1.19 g/cm^{3}である．

ポリマーには重合開始剤の過酸化ベンゾイル（BPO）が微量（0.5～1.0％）加えてあり，65℃以上に加熱すると熱分解してラジカルを発生し，モノマーの重合が開始される．

その他，着色剤や繊維状色素合成物などが添加されている．

2. 性　質

1）硬化収縮

（1）重合収縮

モノマーは理論上21％の体積収縮をする．粉液混和比が2：1の場合のモノマーは1/3であるため，体積収縮で7％，線収縮で2.3％の重合収縮を生じる．

（2）熱収縮

重合温度から室温まで冷却するときの収縮（熱膨張係数：81～90×10^{-6}/℃）をいう．レジンを100℃に昇温後，25℃まで冷却した場合には，0.6％程度の線収縮を示す（熱膨張係数×温度差×100％）．

2）重合と物性

（1）内部気泡

レジン重合後に義歯床内部に認められる気泡を内部気泡という．内部気泡はレジンの肉厚部に発生しやすく，義歯の機械的性質だけでなく審美性の低下をまねく．

［内部気泡の原因］

① 重合収縮：ポリマー粒子の分子量の不均一により局部的な重合収縮が生じ，気泡が発生する．

② 混和時の空気の混入：粉液混和時に空気を巻き込むことにより，気泡が発生する．

③ モノマーの沸騰：急加熱することでレジンの内部温度がモノマーの沸点（100.3℃）より高くなり，沸騰して気泡が発生する．

④ 加圧不足：レジンに圧力が加わらないと，レジン内部に残留する気泡が抜けない．

⑤ 液の過多

⑥ 餅状期前の塡入

［気泡発生を防ぐための注意点］

① モノマーとポリマーの混和時に，操作可能な範囲内でポリマー量を多くする．

② モノマーとポリマーの混和時に気泡を混入させない，あるいは塡入時の気泡の混入に注意する．

③ 急加熱は避け，徐々に加熱する．

④ 塡入時期は餅状期を確認してから行う．

(2) 重合による変形

重合は，すべての部位が同時に進行するのではなく，肉厚部の重合は早く完了し，薄い部分は遅れて重合が起こる．そして，早く重合が完了した肉厚部は，重合収縮を補うために薄い部位のレジンを引っ張るため，重合収縮による引張応力などの内部応力を残留させて重合が終了する．

また，重合温度から室温までの冷却による熱応力も残留し，急冷するほど応力は大きくなる．

重合終了後，石膏型からレジン床義歯を取り出すときには，これらの応力が解放されて変形が起こる．応力の解放は，温度が高いほど起こりやすいので，室温まで冷えてから取り出すべきである．

(3) 残留モノマー

重合後のレジン内部には，未重合モノマーが残留する場合がある．これを残留モノマーという．加熱重合レジンでは0.2～0.3%，常温重合レジンでは2～5%生じる．

残留モノマーには組織刺激性がある．

(4) ポリメチルメタクリレート（PMMA）の吸水

重合過程において収縮したレジン床義歯は，水中に浸すと吸水して膨張することで原型の寸法に近づく．一方，空気中に放置すると乾燥して収縮する．したがって，完成したレジン床義歯は，装着まで水中に保存しておくべきである．

C 常温重合レジン

1. 組　成

常温で反応して重合反応を開始させる重合促進剤を含有させたものをいう．液中の重合促進剤である第三級アミン（ジメチルパラトルイジンなど）により粉末中の重合開始剤である過酸化ベンゾイル（BPO）が分解してラ

重合促進剤（第三級アミンなど）以外の組成は加熱重合レジンと同じである．

ジカルが発生し，重合が開始される．義歯床，リベースに使用される．

2．性　質

1）長　所

① 熱収縮がなく，寸法精度がよいため，粘膜への適合がよい．
② フラスクの開閉操作が不要である．
③ 重合時間が大幅に短縮できる．
④ 補修・リベースなどが同一材料でできる．
⑤ 研磨時間が短縮される．

2）短　所

① モノマー量が多く，重合時の機械的性質が劣る．
② 重合収縮により，咬合高径がわずかに低くなる．
③ レジン歯との結合が不十分である．
④ 気泡が発生しやすい．
⑤ 残留モノマーが加熱重合レジンより多く，粘膜刺激性に留意する必要がある．

D　その他の義歯床用レジン

1．種　類

1）熱可塑性レジン

ポリマーを加熱，軟化し，モールド（型）中に高速で加圧注入して成形する射出成形レジン（ポリカーボネート，ポリスルフォン）と，ポリマーを加熱，軟化し，上下に分割した石膏型内へ加圧圧縮して成形する圧縮成形レジン（ポリエーテルスルフォン）がある．

義歯床用加熱重合レジン，常温重合レジンと比較して以下のような特徴がある．

① 重合収縮がない．
② 熱収縮が大きい．
③ 耐摩耗性に優れる．
④ 衝撃強さに優れる．
⑤ 操作性が悪い．

E 成形法

1. 加熱重合

1) モノマーとポリマーの混和

レジンを成形するためには，可塑性を与えなければならない．モノマーとポリマーを混和すると，ポリマー中にモノマーが拡散して膨潤と溶解が起こり，可塑性を示すようになる．この現象は，重合反応ではなく物理的変化である．この物理的変化は，次の4段階に分けて考えられている．

第1段階：湿った砂状（ポリマー表面にモノマーが吸着）

第2段階：糸引き状（ポリマー表面が溶解）

第3段階：餅状（モノマー中に溶解したポリマー濃度が高くなり，粘着性がなくなり可塑性を示すようになる．この段階で型に填入）

第4段階：ゴム状（可塑性がなくなり，填入は困難）

> **▶可塑性**
> 固体に外力を加えたときに塑性変形（永久変形が残る変形）を示す性質のこと．

2) 餅状になるまでの時間に影響する因子

① 温度が高いほど短くなる．

② ポリマー量が多いほど短くなる．

> 左記の①，②のほか，術者がコントロールできない因子として以下の2つがある．
> ・ポリマーの重合度：低いほど短くなる
> ・ポリマーの粒子：細かい（小さい）ほど短くなる

3) レジン分離剤

餅状物を填入する前に，石膏表面にレジン分離剤を塗布する．レジン分離剤にはアルギン酸ナトリウム水溶液が用いられ，これが石膏と反応して水に不溶性のアルギン酸カルシウムの薄膜を形成する．

[レジン分離剤の目的]

① レジンと石膏が接着するのを防ぎ，重合後の取り出しを容易にする．

② モノマーが石膏内に侵入するのを防ぐ．

③ 石膏内の水がレジン内部に浸入するのを防ぐ．

4) 重合条件

重合開始剤の過酸化ベンゾイル（BPO）は，65℃以上で分解してラジカルをつくる．ラジカルの量は温度に支配されるので，最初60〜80℃までの間にゆっくり加熱して爆発的な反応の進行を避け，その後，重合の遅れている薄い部分の重合を促進するために30〜60分間沸騰水中で加熱するようにする．決して，常温から急激に加熱しない．

2. 常温重合（流し込み成形）

流し込み法により義歯床を製作する．流し込み法には，ろう義歯を普通石膏や寒天などで埋没する石膏埋没法，寒天埋没法と，シリコーンゴム印象材でコア採得するシリコーンコア法がある．

[流し込み法の手順]

① コア採得（埋没）

② 流（脱）ろう，分離剤塗布

③ レジンの流し込み（注入）

④ 重合

⑤ 取り出し

⑥ 研磨

3. 光重合

歯冠用硬質レジンは，従来のPMMA系レジンの問題点である耐摩耗性（硬さ），吸水性などを改善するため，光重合を行う．

メタルフレーム上にペースト状の硬質レジンを**オペーク**，**サービカル**色，**デンティン**色，**エナメル**色と順番に築盛すると同時に光照射して重合を行う．

4. 射出成形

射出成形はポリカーボネートやポリスルフォンのレジンペレットを軟化溶融し，専用器を用いて高速でフラスク内に充填する方法である．射出成形器や専用フラスクおよび専用石膏が必要である．

修理，裏装および研磨などが困難であり，操作性に劣る．アクリルレジンと比較すると熱収縮が大きく，残留応力が大きくなるため，義歯の適合性は劣る．

F 人工歯

人工歯についての詳細は「有床義歯技工学」を参照.

1. 既製陶歯

長石，シリカおよびカオリンなどを焼成して製作したものである．

[既製陶歯の特徴]

① 非常に硬く，**耐摩耗性**に優れる．

② レジン床と**化学的**に接着しない．

③ **衝撃**に対して弱い（レジン歯と比較して）．

2. 既製レジン歯

主成分は，ポリメチルメタクリレート（PMMA）である．

[既製レジン歯の特徴]

① 透明感があり，審美性がよい．

② 衝撃に対して，**脆さ**がない（陶歯と比較して）．

③ 義歯床用レジンと強固な化学結合をするので，剥離・脱離が少ない．
④ 耐摩耗性に劣るため，長期間の使用で咬合高径に変化を生じやすい．
⑤ 熱や有機溶媒におかされやすい．
⑥ 使用中に唾液などが吸収され，変色を起こす．

3. 硬質レジン歯

多官能性モノマーとフィラーからなる．レジン歯と比較して，硬く，耐摩耗性に優れる．

義歯裏装材　＊出題基準外

裏装材（リライン用材料）には硬質と軟質の2種類がある．

1. 軟質裏装材

咀嚼時の疼痛の緩和や咬合圧の分散を目的とし，緩衝材として用いられている．

1）アクリル系弾性裏装材

粉（ポリメチルメタクリレート）と液（メチルメタクリレート，イソブチルメタクリレート）および可塑剤からなる．

2）シリコーン系弾性裏装材

常温重合あるいは加熱重合のシリコーンゴムからなる．

G 歯冠用硬質レジン

硬質レジンジャケットクラウンやレジン前装冠に用いる材料を歯冠用硬質レジンという．

1. 組　成

歯冠用硬質レジンは，従来のPMMA系レジンの問題点である耐摩耗性（硬さ），吸水性などを改善するため，光重合を行う．そのほかに，加熱重合および加圧重合のものもある．

組成は以下のものがある．

① Bis-GMA，UDMAおよびUTMAなどの多官能性モノマー（ジメタクリレート）を用い，架橋操作による三次元的な網目構造をもたせることによりPMMA系レジンより硬くしたもの．
② PMMA系レジンの代わりに有機質フィラー（シリカガラスなどの無機質フィラーと多官能性モノマーを重合させ粉末にしたもの）を使用したもの．

③ 有機質フィラーと多官能性モノマーを練り込んでペースト状にし，光増感剤（カンファーキノン）を加えて光重合型にしたもの．

2. 性　質

硬質レジンジャケットクラウンやレジン前装冠に用いられる．陶材と比較して，以下のような特徴がある．

① 耐衝撃性が大きい．
② 製作が容易である．
③ 形態修正や研磨が容易である．
④ 吸水により変色しやすい．
⑤ 歯肉に炎症を生じやすい．

3. 金属との結合

レジンと金属では化学的結合は期待できないため，メタルフレームに機械的維持装置としてリテンションビーズが用いられる．このリテンションビーズは窓開けしたワックスパターン上に付着させ，鋳造によりメタルフレーム上で再現される．

ただし最近では，接着性モノマーの発展により，金属とレジンの化学的結合が向上している．

H CAD/CAM用コンポジットレジン

1. 特　徴

2020年4月現在，小臼歯と第一大臼歯への使用には健康保険が適用され，「CAD/CAM冠」とよばれている．

CAD/CAM用コンポジットレジンは，CAD/CAMシステムによる切削加工に用いられるブロック材料である．歯冠色であり，加工も容易であることからよく用いられている．

工場で加熱重合により製作されたブロックを，切削加工装置により加工してクラウンを製作する．

2. 組　成

1）フィラー

シリカ，ジルコニアのほか，酸化アルミニウム（アルミナ），バリウムガラスなどを含む製品もある．

2）モノマー

レジン硬化物中で，硬化前にモノマーであった部分をマトリックスとよぶ．

二官能モノマーが主であり，UDMA以外ではBis-GMA，TEGDMAなどが用いられる．

I その他のレジン

1．種　類

1）接着性レジン

接着性を有するモノマーを含むレジンで，モノマーとしては4-META，HEMAなどが利用されている．歯冠修復物や固定性補綴装置を支台歯に接着する際に用いられる．

2）軟性レジン

マウスガード用材料としてエチレン酢酸ビニル共重合体（EVA），ポリオレフィン，シリコーンおよびポリウレタンなどがあるが，エチレン酢酸ビニル共重合体とポリオレフィンが主流である．

3）トレー用レジン

印象用トレーを製作するためのレジンであるが，基本的には常温重合レジンと同じである．

4）テンポラリークラウン用レジン（プロビジョナルレストレーション用レジン）

最終歯冠修復物が装着されるまでの間に暫間的なクラウンを別途製作するためのものである．ポリカーボネートおよび常温重合レジンがある．

一問一答

B 加熱重合レジン

問1 加熱重合レジンの液の主成分は

答1 メチルメタクリレート（MMA；モノマー）

問2 加熱重合レジンの粉の主成分は

答2 ポリメチルメタクリレート（PMMA；ポリマー）

問3 MMAの沸点は

答3 100.3℃

問4 MMAの密度は

答4 0.94 g/cm^3

問5 加熱重合レジンの液に添加され，液の保存性を高めているものは

答5 重合禁止剤（ハイドロキノン）

問6 加熱重合レジンの粉に0.5％～1.0％添加されているものは

答6 重合開始剤（過酸化ベンゾイル，BPO）

問7 PMMAの密度は

答7 1.19 g/cm^3

C 常温重合レジン

問8 常温重合レジンの液に，常温で重合させるために添加されているものは

答8 重合促進剤（第三級アミン）

D その他の義歯床用レジン

問9 射出成形レジンは

答9 ①ポリカーボネート
②ポリスルフォン

問10 圧縮成形レジンは

答10 ポリエーテルスルフォン

E 成形法

問11 加熱重合レジンの重合開始温度は

答11 65℃

問12 石膏とレジンの分離剤は

答12 2～3%アルギン酸ナトリウム水溶液

問13 加熱重合レジンの粉液比は

答13 粉：液＝2～2.5：1

問14 加熱重合レジンの填入時期はどの段階か

答14 餅状期

問15 餅状になるまでの時間を短くする因子は

答15 ①温度が高い
②ポリマー量が多い

問16 加熱重合レジンと常温重合レジンで，残留モノマーが多いのはどちらか

答16 常温重合レジン

問17 加熱重合レジンの残留モノマーの割合は

答17 0.2～0.3%

問18 常温重合レジンの残留モノマーの割合は

答18 2～5%

解説 常温重合レジンの残留モノマーは，加熱重合レジンの約10倍である．

F 人工歯

問19 既製レジン歯の主成分は

答19 ポリメチルメタクリレート

問20 硬質レジン歯に使用されるモノマーは

答20 多官能性モノマー

G 歯冠用硬質レジン

問21 歯冠用硬質レジンに使用されているモノマーは

答21 多官能性モノマー（Bis-GMA, UDMA, UTMA）

問22 歯冠用硬質レジンに含まれる光増感剤は

答22 カンファーキノン

H CAD/CAM用コンポジットレジン

問23 CAD/CAM用コンポジットレジンの加工方法は

答23 CAD/CAMシステムによる切削加工

問24 CAD/CAM用コンポジットレジンの利点は

答24 ①歯冠色である
②加工が容易である

問25 CAD/CAM用コンポジットレジンのフィラーは

答25 シリカ，ジルコニア，酸化アルミニウム（アルミナ），バリウムガラスなど

問26 CAD/CAM用コンポジットレジンのモノマーは

答26 UDMA，Bis-GMA，TEGDMAなど

I その他のレジン

問27 マウスガード用材料として主に用いられるのは

答27 ①EVA（エチレン酢酸ビニル共重合体）
②ポリオレフィン

問28 個人トレーの材料として用いられるのは

答28 常温重合レジン

問29 プロビジョナルレストレーション（テンポラリークラウン）の材料として用いられるのは

答29 ①ポリカーボネート
②常温重合レジン

第6章 セラミック成形

知識の整理と重要事項

A 歯冠用セラミックス

1. 種　類

① 築盛用：金属焼付用陶材，アルミナ陶材
② キャスタブル用：非結晶質ガラスセラミック材料
③ プレス用
④ CAD/CAM用：**ジルコニア**，アルミナ

B 歯科用陶材

1. 種　類

1）焼成温度による分類

① 高融陶材（1,300℃以上）
② 中融陶材（1,101〜1,300℃）：陶材粉末を一度融解して粉砕したフリットや，フラックスを添加して焼成温度を低下させている．
③ 低融陶材（850〜1,100℃）

2）成分による分類

（1）長石系陶材

正長石を主成分とする陶材で，一般に硬くて脆い．

（2）アルミナ陶材

引張応力，せん断応力，**衝撃力**に弱いという陶材の欠点を補うために，開発されたものである．

陶材粉末中にアルミナ（**酸化アルミニウム**）結晶粒子を入れることにより，機械的強度が増す．ただし，透明度は**減少**するため，コア陶材には**40〜50%**，象牙質陶材には**10〜15%**含有させるが，透明度が要求される**エナメル質**陶材にはほとんど含有されない．

（3）金属焼付用陶材

金属と陶材を焼成により結合させ，陶材の欠点を金属の補強によって補

表6-1　歯科用陶材の組成とその役割

成　分	割合（重量%）	役　割
長石	80～90（主成分）	透明性の付与
シリカ（石英）	10～20	強さ，骨格
カオリン（陶土）	0～5	成形性（築盛時），透明性は低下（5%以下）
金属酸化物		着色剤，膨張調節
フラックス（ホウ砂，炭酸ナトリウムなど）		焼成温度の低下

うものである．陶材と金属の結合の強さは，①金属の表面状態，②陶材と金属のぬれ，③陶材と金属の熱膨張係数の関係などによって左右される．熱膨張係数を大きくするためにリューサイト結晶を析出させる成分調整を施してある．

2. 組成（表6-1）

1）長　石

加熱すると1,250～1,500℃から徐々に溶け始め，ガラス状になる．透明度が高い．

2）シリカ（石英）

普通の焼成温度では変化せず，熱衝撃に強く，陶材の骨組みとなる．

3）カオリン（陶土）

焼成前の陶材の粘結剤として作用する．透明度が著しく減少する．

4）金属酸化物

着色や膨脹調節として使用される．

5）フラックス

焼成温度を下げる働きをする．ホウ砂や炭酸ナトリウムなどが用いられる．

3. 性　質

陶材は耐摩耗性が大きく，化学的に安定で変色もほとんど起こらない．しかし，引張応力や衝撃力に対して弱い性質をもつ．優れた審美性をもち歯周組織とのなじみ（生体親和性）もよいことから，前歯部の補綴に多く用いられる．

1）焼成収縮

収縮量は，築盛時の空隙率によって決まる．粉末粒度の配合や，コンデンス操作などにより，収縮を小さくできる．

焼成収縮によって15～35%の容積収縮が起こる．

2）コンデンス

築盛時に粒子を密に充填することにより，空隙率を減少させ，焼成後の透明度を増し，強度も大きくでき，焼成収縮も小さくできる．これを目的として，余分な水を取り除くために行う操作をコンデンス法といい，**振動法**，**スパチュラ法**，**軽打法**などの方法がある．

3）機械的性質

陶材は，**圧縮応力**には強いが，引張応力，せん断応力，**衝撃力**には弱い．

[陶材の機械的性質に影響を与える因子]

① 陶材中の空隙や気泡
② **加熱**速度と**冷却**速度
③ 焼成**回数**
④ **つや出し**焼成　など

> 焼成回数が**多く**なると，陶材内部にひずみが蓄積され，**機械的性質**が低下するため，必要最小限に留める必要がある．

4．築盛・焼成

1）成　形

歯型上に形成されたジルコニアなどのセラミックコーピングあるいは金属冠（鋳造冠）の上に，陶材粉末を練和液で適当な粘稠度をもつように練和したものを築盛・成形する．築盛の際には，**コンデンス**により陶材粒子をできるだけ密にすることが大切である．

築盛の基本的な例を**図6-1**に示す．

2）焼　成

築盛されたものは，十分に乾燥させた後に焼成に移る．この状態では，陶材粉末間に多くの空隙が残っており，大気中で焼成すると空隙部が気泡となり，応力が集中して破折しやすく，不透明にもなりやすい．そのため，**真空焼成**することが望ましい．

焼成過程は以下のようになる（**図6-2**）．

（1）低温素焼

ガラス質が溶けはじめ陶材粒子間に流れて結合が始まる．粒子間は**多孔質**，不透明で焼成収縮は**少ない**．

（2）中温素焼

ガラス質が粒子間に流れ込み，各粒子が凝集して焼成収縮が**大きく**なる．

> 焼成収縮が最も大きいのは**中温素焼**時である．

（3）高温素焼

ガラス質が空孔を完全に満たし**強さ**が増す．表面はまだつや消し状態である．

（4）つや出し焼成

陶材の融点まで急速に温度を上げ，陶材の表層だけを**融解**させ，つや出しを行う．うわ薬を使用する場合と，**セルフグレージング**がある．

> つや出し焼成は，焼成物表面に光沢を与える目的で**大気焼成**を行う．

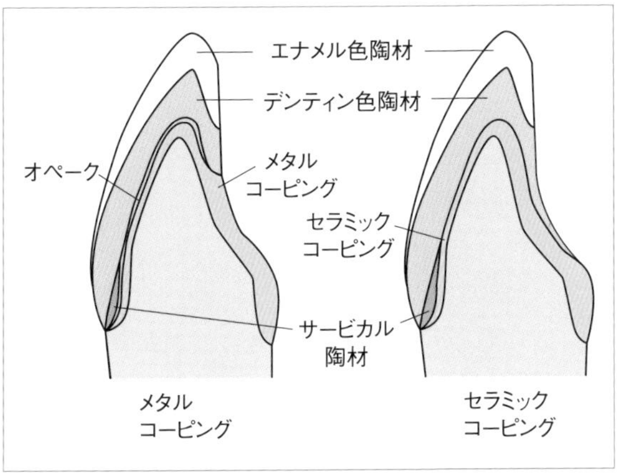

図6-1　陶材の築層構造
（全国歯科技工士教育協議会編：最新歯科技工士教本　歯科理工学．医歯薬出版，東京，2016.）

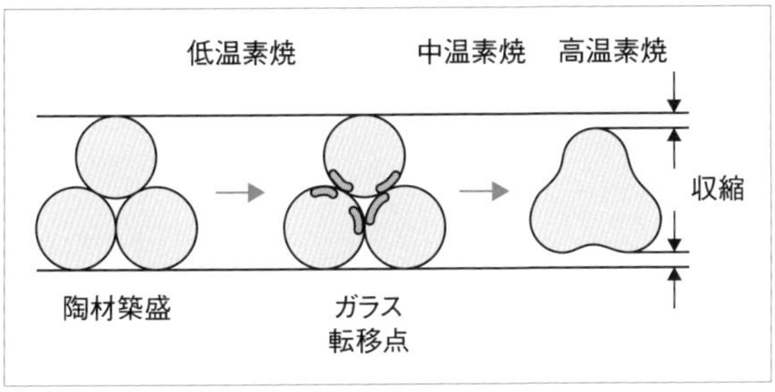

図6-2　陶材粒子の焼結現象
（全国歯科技工士教育協議会編：新歯科技工士教本　歯科理工学．医歯薬出版，東京，2006.）

C　金属焼付用陶材

1．金属との結合

陶材と金属との結合様式としては，機械的嵌合，圧縮応力による結合，ファンデルワールス力による結合，化学結合などが考えられるが，**化学結合**が最も重要である．化学結合にもさまざまな種類があるが，陶材と金属の**酸化物**を介しての相互拡散による化学結合が最も重要と考えられている．この目的のために，**インジウム**（In），**スズ**（Sn）などの元素が焼付用合金に添加されている．

化学結合が一番大きく，ファンデルワールス力が一番小さい．

1）焼付用金属

貴金属合金と**非貴金属**合金に大別される．焼付用合金は，融点，機械的性質，熱膨張係数，陶材との結合，陶材の変色防止などの理由で，一般の鋳造用合金の組成とかなり違っている．陶材との結合元素として，**インジ**

銅は焼成中の酸化により陶材を変色（緑変）させる．

白金，パラジウムの添加は合金の融解温度を上昇させる．

ウムやスズなどが含まれ，銅は陶材を変色させるので，一般的には除かれている．

合金の融解温度は，陶材焼成温度より約150〜260℃高いものが要求される（白金，パラジウムの添加）．陶材焼成温度と合金の融解温度の差が小さいと，陶材焼成時に金属が変形する可能性がある．

また機械的性質として，咬合圧により変形を生じない強度が要求される．

2）結合に影響を与える因子

（1）金属と陶材のぬれ

ぬれが悪いと，接合部に欠陥が生じて結合が弱くなる．

（2）陶材と金属の熱膨張係数

陶材と金属の熱膨張係数が異なると，冷却時の収縮による寸法のずれが生じ，陶材の剥離やクラックの原因となるため，できるだけ一致させたほうがよい．陶材は特に引張応力に弱いので，熱膨張係数が金属≧陶材となるように配慮すべきである．

熱膨張係数が金属＞陶材だと，金属のほうが冷却時の収縮が大きく，陶材に圧縮応力が生じる．一方，陶材＞金属の場合は，逆に陶材のほうが収縮が大きく，陶材に引張応力が生じる．

（3）金属表面における酸化膜の生成

金属表面に生成した酸化物を介して，金属と陶材が結合する．陶材焼付用合金にはスズやインジウムが微量添加されているため，加熱操作（ディギャッシング）によって酸化膜が形成され，陶材と結合する．

D 加熱加圧型セラミックス

1. 成　分

インゴット中にケイ酸リチウムの小さな粒子を含有させている．加熱処理することで二ケイ酸リチウムの針状結晶が成長し，機械的性質を向上させる．

2. 成形法

ロストワックス法により製作される．埋没材はリン酸塩系埋没材が使用され，ワックスを焼却した空洞に軟化したセラミックスのインゴットを押込むことで成形する．

成形後のセラミックスは単色であるため，ステイニングや表層に陶材を焼成することで審美性を高めている．

E ジルコニア

ジルコニアは金属であるジルコニウム（Zr）の酸化物で，二酸化ジルコニウム（ZrO_2）の通称である．純粋なジルコニアは室温で**単斜晶**であるが，昇温していくと**正方晶**や**立方晶**へと結晶構造が変化していく，正方晶から単斜晶への転移では約4%の体積膨張を伴う．

部分安定化ジルコニアに亀裂が入ると，正方晶→単斜晶の相転移が起こり，その際の体積膨張によって亀裂進展が抑制される．

1．種　類

歯科用製品ではY_2O_3（**酸化イットリウム**）を添加させ，単斜晶あるいは正方晶が分散した状態の**部分安定化ジルコニア**の多結晶体が多いが，CeO_2（酸化セリウム）で部分安定化したジルコニアの結晶の中にアルミナの結晶が，あるいはアルミナの結晶の中にジルコニアの結晶が取り込まれた，**ナノ複合体ジルコニア**もある．

2．成形法

ジルコニアの加工は**半焼結体**もしくは圧粉体を機械加工し，1,350～1,600℃で**最終焼成**が行われる．最終焼結を行う際に**焼成収縮**するため，**CAD**上で収縮量を補償する分だけ大きく設計し，機械加工を行う．

完全焼結体を加工すると，工具を消耗する，加工に長時間を要するなどの問題があるため，半焼結体の状態で加工する．

その他のセラミックス材料

1．その他のセラミックス材料の種類

1）焼成で製作するセラミックス

- 長石系セラミックス
- アルミナ陶材

2）ロストワックス法で製作するセラミックス

- キャスタブルセラミックス

3）機械加工（CAD/CAM）で製作するセラミックス

- 長石系陶材
- 二ケイ酸リチウム

一問一答

A 歯冠用セラミックス

問1 歯冠用セラミックスの成形法による分類は	答1 築盛用，キャスタブル用，プレス用，CAD/CAM用
問2 築盛に用いられる歯冠用セラミックスは	答2 金属焼付用陶材，アルミナ陶材

B 歯科用陶材

問3 歯科用陶材の成分と役割は	答3 長石：透明性の付与 シリカ（石英）：強さ，骨格 カオリン（陶土）：成形性の付与，透明性は低下 フラックス：焼成温度の低下 金属酸化物：着色，膨張調節
問4 焼成温度による陶材の分類は	答4 ①高融陶材 ②中融陶材 ③低融陶材
問5 リューサイト結晶の働きは	答5 ①陶材全体の強化 ②熱膨張係数を大きくする
問6 陶材築盛方法の種類は	答6 筆積み法，スパチュラ築盛法
問7 コンデンスの効果は	答7 ①焼成収縮の減少 ②透明性の増加 ③強さの増加
問8 コンデンス法の種類は	答8 振動法，スパチュラ法，軽打法
問9 陶材の焼成収縮量は	答9 約15〜35%
問10 陶材の焼成方法は	答10 大気焼成，真空焼成
問11 陶材の焼成過程は	答11 低温素焼→中温素焼→高温素焼→つや出し焼成

問**12** 焼成過程において全体的に著しく収縮を示すのは

答**12** 中温素焼

問**13** つや出し焼成の目的は

答**13** 焼成物表面に光沢を与える

問**14** アルミナ陶材とは

答**14** ガラス相にアルミナ結晶の粉末を分散させたもの

問**15** アルミナ添加の利点は

答**15** 機械的強度の向上

問**16** アルミナ添加の欠点は

答**16** 透明度の減少

C 金属焼付用陶材

問**17** 金属と陶材との結合様式の種類は

答**17** 機械的結合，圧縮応力による結合，化学結合，ファンデルワールス力

解説 このうち，化学結合が最も大きく，ファンデルワールス力が最も小さい

問**18** 結合に影響を与える因子は

答**18** ①金属と陶材のぬれ
②陶材と金属の熱膨張係数
③金属表面の酸化膜の生成

問**19** 陶材焼付用合金の所要性質は

答**19** ①比例限が高く，弾性係数が大きい
②繰り返し加熱による変形がない
③陶材の焼成温度より固相点が高い
④熱膨張係数が金属≧陶材の関係を保ちつつ近似している
⑤陶材と強固に焼き付く
⑥陶材を変色させない

問**20** 陶材の焼成温度と陶材焼付用合金の融解温度との差は

答**20** 150～260℃

問**21** 陶材との化学的結合を得る目的で陶材焼付用合金に添加されている金属は

答**21** スズ，インジウム

問**22** 陶材を変色させる金属は

答**22** 銅，銀

解説 銅は緑変，銀は黄変させる

問23 ディギャッシングの目的は

答23 金属表面の酸化膜を生成することにより焼付強度を向上させる

オールセラミックス

問24 オールセラミックスの意義は

答24 患者の審美的欲求や金属アレルギーに対応できる

問25 オールセラミックスの歯冠修復物・補綴装置の種類は

答25 クラウン，ラミネートベニア，インレー，アンレー，ブリッジ

問26 オールセラミッククラウンのコア材料として主に用いられるのは

答26 ジルコニア

D 加熱加圧型セラミックス

問27 加熱加圧型セラミックス中のケイ酸リチウムは，加熱処理によりどのような結晶に変化するか

答27 二ケイ酸リチウム

E ジルコニア

問28 純粋なジルコニアは室温でどのような結晶構造を示すか

答28 単斜晶

問29 ジルコニアを昇温させると，答28はどのような結晶構造に変化するか

答29 正方晶，立方晶

問30 ジルコニアを加工する際，半焼結体ブロックが使用されるのはなぜか

答30 完全焼結体を加工すると，工具を消耗する，加工に長時間を要するなどの問題があるため

問31 ジルコニアを最終焼成する温度は何℃か

答31 1,350～1,600℃

問32 ジルコニアの焼成収縮はどの程度か

答32 25～35％

第7章 金属成形

知識の整理と重要事項

歯科用金属に用いられている主な金属元素とその特徴を表7-1に示す.

A 歯科用合金

1. 所要性質

① 生物学的に安定している.
② 化学的に安定している.
③ 用途に適した比熱，密度，熱伝導性などの物理的性質を有する.
④ 用途に適した強さ，伸び，硬さなどの機械的性質を有する.

1) 鋳造用合金の所要性質

① 鋳造収縮が小さい.
② 鋳造性（操作性）が良好である.
③ 酸化されにくい.
④ ガス吸収が少ない.
⑤ 偏析（同一固体内で金属元素の偏り）を起こしにくい.

ガス吸収を起こすと，ブローホールなどの鋳造欠陥の原因となる.

2) 加工用合金の所要性質

① 常温における良好な加工性（操作性）を有する.
② 用途（クラスプ，矯正用線，結紮線，床，インプラント）に適した弾性，耐力，屈曲性，強さなどを有する.

3) ろう付け用合金の所要性質

① 融点が母材の融点より100～200℃低い
② 母材に組成が近似している.
③ 母材によくぬれる（ろうと母材の中間的組成をもつ中間合金をつくるとよい）.

2. 規　格

2006年，固定性および可撤性の歯科修復物用金属材料に関する国際規格ISO 22674が制定され，これに準じ，歯科鋳造用金合金についてはJIS T6116：2012に，歯科鋳造用コバルトクロム合金についてはJIS T6115：

表7-1　歯科用金属に用いられている主な金属元素とその特徴

名称	元素記号	融点（℃）	特徴
金	Au	1,064	・化学的に安定している． ・比重（19.3）が大きい． ・展延性が大きい． ・電気抵抗率が小さい．
銀	Ag	962	・電気抵抗性は金属のなかで最も小さい． ・比重は金よりも小さい． ・イオウと反応して黒く変色する欠点がある． ・金に次いで展延性が大きい．
銅	Cu	1,085	・熱や電気の良導体である． ・耐食性不良で酸化されやすい． ・赤褐色の色調を呈する．
亜鉛	Zn	420	・酸化を抑制する還元剤としての役割が大きい． ・青白色で化学的安定性や機械的性質などが劣るため，金属との併用や添加物として使用する． ・一般にはトタン（鉄の亜鉛メッキ），真鍮（銅との合金）として使用される．
白金	Pt	1,769	・化学的に安定している． ・色調は白色を呈する． ・融点が高くて操作性が悪く，高価である．
パラジウム	Pd	1,552	・銀白色の貴金属である． ・白金の代用として（性質が近似）使用される．
クロム	Cr	1,857	・光沢があり，耐食性，機械的性質に優れている． ・強度が大きく，高温での安定性がある． ・クロムメッキやステンレス（鉄との合金）に使用される．
コバルト	Co	1,495	・磁性があり，強さ，硬さ，熱的・電気的・化学的性質などが鉄やニッケルに似ている． ・高温で比較的安定した強度があり，耐摩耗性や耐食性の必要な切削器具などに使用される． ・生体材料にも使用される（クロムやモリブデンとの合金）．
ニッケル	Ni	1,455	・展延性が大きく，銀白色の金属である． ・硬くて脆く，高温では酸化しやすい． ・ニッケルメッキ，ステンレス（鉄との合金）に使用される．
チタン	Ti	1,666	・比重が小さい（4.54）． ・硬さはアルミニウムの約6倍である． ・耐食性がよく化学的に安定した金属である．

2013が制定されている．この国際規格によると，歯科用金属材料がその機械的性質に基づいてタイプ0からタイプ5までの6種類に分類されている．タイプ0は，電鋳（エレクトロフォーミング）もしくは焼結法による成形加工に用いられる金属が相当する．

B 金合金

1．種類と用途

用途に応じ，JIS（日本産業規格），ISO（国際標準規格），ADAS（米国歯科医師会規格）で種類が規定されている．

タイプ別金合金の金の含有量は，タイプ1が最も大きく，順次小さくなる．

1）タイプ別金合金

ISO規格による歯科用金属材料の機械的性質規格値と用途を表7-2に示した．この表中で鋳造用金合金に相当するものは，タイプ1からタイプ4までの4種類である．

表7-3，4には，市販の鋳造用金合金の組成ならびに諸性質を示した．金含有量は，タイプ1が最も多く，タイプ4へと順次減少する．融解温度は，タイプ1からタイプ4へと低下する傾向がある．

2）白金加金

わが国独自の名称で，金属床やクラスプに用いられる．

表7-2　タイプ別歯科用金属材料の機械的性質規格値と用途

タイプ	耐力（MPa）	伸び（%）	弾性係数（GPa）	用途	備考
1	80以上	18以上	—	単純窩洞のインレー	タイプ1金合金*
2	180以上	10以上	—	インレー，クラウン	タイプ2金合金*
3	270以上	5以上	—	ブリッジ	タイプ3金合金*
4	360以上	2以上	—	可撤性義歯床，クラスプ，薄いクラウン，ロングスパンブリッジ，連結部が小断面のブリッジ，バー，アタッチメント，インプラント上部構造	タイプ4金合金*
5	500以上	2以上	150以上	薄い可撤性義歯床，断面の薄いパーツ，クラスプ	コバルトクロム合金**

（ISO 22674：2006，*JIS T 6116：2012，**JIS T 6115：2013）

（全国歯科技工士教育協議会編：最新歯科技工士教本　歯科理工学．医歯薬出版，東京，2016.）

表7-3　市販鋳造用金合金の組成，融解温度，比重

種類	組成（mass%）						融解温度（℃）	比重
	Au	Pt	Pd	Ag	Cu	その他		
タイプ1	83～88	0～1	0～2	7～12	3～7	0～1	924～1,037	16.6～17.7
タイプ2	76～80	0～2	0～2.5	8～12	6～14	0～3	870～980	16.1～17.0
タイプ3	67～75	1～4	2～4	4～12	9～15	1～3	850～960	15.4～16.8
タイプ4	67～72	1～4	1～4	7～15	10～15	1～3	828～953	15.0～16.9

（中嶌　裕ほか編：スタンダード歯科理工学　第6版．学建書院，東京，2016.）

表7-4　市販鋳造用金合金の機械的性質

種類	硬さ（HV）		引張強さ（MPa）		伸び（%）	
	軟化	硬化	軟化	硬化	軟化	硬化
タイプ1	75～85	—	200～270	—	30～40	—
タイプ2	100～120	—	230～343	—	29～34	—
タイプ3	130～145	200～245	390～500	510～750	30～45	5～26
タイプ4	135～170	210～290	520～630	780～890	23～29	4～11

軟化：軟化熱処理，硬化：硬化熱処理

（中嶌　裕ほか編：スタンダード歯科理工学　第6版．学建書院，東京，2016.）

3）低カラット金合金

社会保険適用の14K金合金がJISで規定されている．

4）陶材焼付用金合金

陶材焼付金属冠（鋳造冠）に用いられる．

5）加工用金合金

おもにクラスプ線として用いられる．一般的に白金加金が用いられる．

2. 組成と添加元素の役割

1）金（Au）

量が多いと耐食性が向上するものの，軟質となり，融解温度が高くなり，色調が金色を呈する．

2）銀（Ag）

融解温度をわずかに低下させ，色調を白色化する．

3）銅（Cu）

機械的性質（硬さ，強さ）を向上させるほか，融解温度を低下させ，硬化熱処理性も付与される．一方，耐食性は低下して色調を赤色化させ，伸びもわずかに低下する．

4）白金（Pt），パラジウム（Pd）

機械的性質（硬さ，強さ）を向上させ，硬化熱処理性も付与される．また，色調を白色化する．一方，融解温度を上昇させる．

5）亜鉛（Zn）

合金全体の酸化を抑制する脱酸剤となる．多量添加すると機械的性質の低下をまねく．

6）イリジウム（Ir）

微量添加により結晶粒を微細化し，機械的性質を改善させる．

3. 性　質

1）タイプ別金合金

タイプ1が最も軟らかく，順次硬くなってタイプ4が最も硬く，引張強さ，耐力が大きくなって，伸びが小さくなる．

金の含有量はパーセント（wt%）で表示することが多いが，カラット（K）〔(金合金中の金の量（g)/金合金量（g))×24〕で表示することもある．

2）白金加金

白金を添加することにより金合金に機械的強さを付与している．タイプ4金合金に相当する．

3）低カラット金合金

耐食性，機械的性質が低いため使用頻度は減少している．

4）陶材焼付用金合金

陶材とのぬれをよくし，焼付強さを高めるためにインジウム（In），スズ（Sn），鉄（Fe）が微量添加されている．銅（Cu）は陶材を着色するため使用されない．

多量の銅が含まれると，焼き付け境界部が緑変する．

5）加工用金合金

加工性，高弾性，高靱性をもつ．

C 銀合金

銀には以下のような性質があるため，各種元素を添加して補っている．

1）長　所

① 金に次いで展延性が優れる．

② 融解温度が低く，耐食性がよい．

2）短　所

① 硫化しやすい．

② 鋳造性は良好とはいえない．

1. 種類と用途

① **金銀パラジウム合金**：JIS第1種（クラウン，インレー），JIS第2種（ブリッジ，クラスプ）

② **銀パラジウム合金**

③ **低融銀合金**：JIS第1種（ポストコア），JIS第2種

2. 組成と添加元素の役割

1）金銀パラジウム合金

金銀パラジウム合金の組成を表7-5に示す．

表7-5　金銀パラジウム合金の組成

	長所	短所	JIS規定量
銀(主成分)		硫化しやすい，ガスの吸収	40%以上
パラジウム	耐硫化性	ガスの吸収	20%以上
金	ガスの吸収防止 耐食性	機械的性質の低下	12%以上
銅	機械的性質の向上 融解温度の低下 硬化熱処理性の付与	あまり多く添加すると耐食性が悪くなる	

表7-6　銀パラジウム合金の組成

	長所	短所
銀(主成分)		硫化しやすい
パラジウム	耐硫化性	融解温度の上昇
銅	強さ，硬さの増加 融解温度の低下	

2）銀パラジウム合金

銀パラジウム合金の組成を表7-6に示す.

3）低融銀合金

銀を主成分として非貴金属元素を添加している.

（1）JIS第1種銀合金

銀（Ag），スズ（Sn），亜鉛（Zn）が基本でインジウム（In）が5%以下であり，白金族元素を含まない.

（2）JIS第2種銀合金

インジウム含有量が5%以上で，白金族元素が10%以下のもの.

3. 性　質

1）金銀パラジウム合金

金銀パラジウム合金の性質は表7-5のとおりである.

2）銀パラジウム合金

銀パラジウム合金の性質は表7-6のとおりである.

3）低融銀合金

融解温度が低く，合金は脆い.

（1）JIS第1種銀合金

融解温度が560～650℃と低く，脆く，変色しやすい.

（2）JIS第2種銀合金

融解温度が700～800℃とJIS第1種銀合金よりも高い．スズ（Sn）を含まないので，比較的伸びもよい．

D コバルトクロム合金

1. 用　途

鋳造用や加工用として，金属床，クラスプ，バー，矯正用線，インプラントなどに用いられる．

2. 組成と添加元素の役割

1）コバルト（Co）

硬くて脆く，伸びは減少する．

2）クロム（Cr）

不動態（10～32％添加することにより合金表面に緻密で均質な安定性の高い酸化膜ができ，耐食性が良好となる）にする役割をもつ．また，硬さは増加し，融点を下げる．ただし，多量に添加すると，合金の脆化，鋳造性の低下，亀裂（結晶粒界への反応生成物の析出）の原因となる．

3）ニッケル（Ni）

伸びは急激に増加するが，強さは低下する．溶出による生体への影響もある．

4）モリブデン（Mo）

樹枝状晶の成長を抑制し，結晶を微細化し，強さを増加させる．

5）その他

炭素（C）（結晶の微細化，合金の硬化），ケイ素（Si）（結晶の微細化，脱酸剤），マンガン（Mn）（結晶の微細化，脱酸剤），タングステン（W）（結晶の微細化，合金の硬化），マグネシウム（Mg）（結晶の微細化），リン（P）（結晶の微細化），カルシウム（Ca）（脱酸剤），アルミニウム（Al）（硬化熱処理性の付与）が添加されている．

3. 性　質

機械的性質としては，硬さが大きく，伸びが小さく，脆い．また，鋳造収縮が大きく，適合性，研磨性に難がある．融解温度が高く，比重は金合金の半分である．

コバルトクロム合金の特徴を表7-7に示す．

表7-7　コバルトクロム合金の特徴

利点	欠点	用途
・耐食性がよい. ・密度が小さい（対貴金属）. ・機械的性質が良好である.	・融解温度が高い. ・鋳造収縮が大きい. ・高温で酸化しやすい.	・金属床 ・インプラント

E　チタンおよびチタン合金

1. 種類と用途

1) 種　類

チタン合金には以下のものがある.

① Ti-6Al-4V合金

② Ti-6Al-7Nb合金

③ ニッケルチタン合金

2) 用　途

チタンおよびチタン合金の用途は以下のとおりである.

① インレー

② クラウン

③ ブリッジ

④ 陶材焼付金属冠

⑤ 金属床

⑥ インプラント

2. 組　成

1) Ti-6Al-4V合金

主成分はチタン（Ti）. その他，アルミニウム（Al）が6%，バナジウム（V）が4%.

2) Ti-6Al-7Nb合金

主成分はチタン（Ti）. その他，アルミニウム（Al）が6%，ニオブ（Nb）が7%.

3) ニッケルチタン合金

ニッケル（Ni）が54～56%，チタン（Ti）が46～44%.

3. 性　質

チタンの特徴を表7-8に示す.

表7-8　チタンの特徴

利点	欠点	用途
・耐食性がよい． ・密度が小さい（対貴金属）． ・機械的性質は，おおむね金合金のタイプ1～4に相当する． ・生体親和性に優れている．	・融解温度が高い． ・高温で酸化しやすい．	・インレー ・クラウン ・ブリッジ ・陶材焼付用 ・金属床 ・インプラント

ステンレス鋼　＊出題基準外

ニッケルクロム鉄合金ともいう．そのなかで，鉄を主成分として，クロム（18%），ニッケル（8%），炭素（0.08～0.20%）を加えたものを18-8ステンレス鋼という．

各成分の役割は以下のとおりである．

1）クロム（Cr）

耐食性がよい．クロムを10%以上添加すると合金の表面に薄くて緻密な酸化膜を生成し，耐食性を良好にする．

2）ニッケル（Ni）

伸び，粘りを付与する．

3）炭素（C）

きわめて微量であっても機械的性質，化学的性質に大きな影響を与える．

F　鋳造収縮と補正

1．鋳造収縮

一般に金属は凝固時に3段階に収縮する．

① 液体状態から凝固開始までの熱収縮

② 凝固の際の収縮（凝固収縮）

③ 凝固後，室温までの熱収縮

実際の鋳造においては，液体時の熱収縮に対しては溶湯が補給されるので，「鋳造収縮＝②＋③」と考えればよい（図7-1）．

また実際は凝固は鋳型壁面から開始するため，②の凝固収縮の影響はわずかであり，鋳造体の適合性には③の凝固後の熱収縮が最も大きく関与する．

一般に鋳造収縮は合金の熱膨張係数が大きいほど大きく，また，融点が高いほど大きい傾向にある．

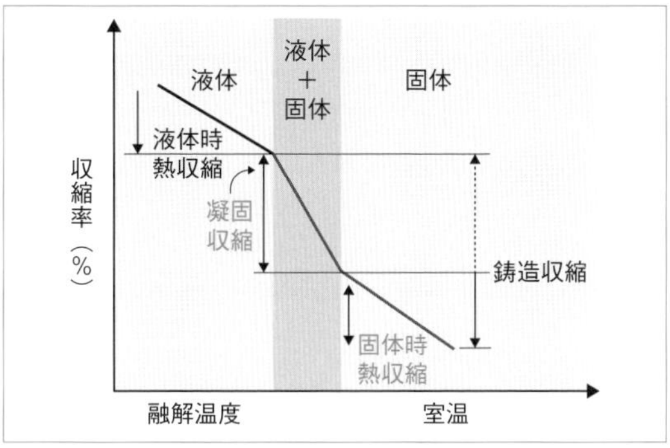

図7-1　鋳造収縮
（全国歯科技工士教育協議会編：最新歯科技工士教本　歯科理工学．医歯薬出版，東京，2016.）

2．鋳造収縮の補正

合金の鋳造収縮を補正（補償）するために埋没材（鋳型材）には膨張が期待される．

埋没材の膨張は，**硬化膨張**，**吸水膨張**，**加熱膨張**の3種に分類される．

原型が鋳型内に存在する時期に埋没材が大きな膨張を現すと鋳型の変形をもたらすおそれがあるので，埋没材の膨張は主として**加熱膨張**を利用し，不足分を補う程度に硬化膨張または吸水膨張を利用して鋳造精度の向上をはかるのが妥当とされている．

G　埋　没

1．埋没材

1）組　成

埋没材は耐熱性と加熱膨張を付与する**耐火材**と，鋳型の形態を維持するための**結合材**からなる（**図7-2**）．

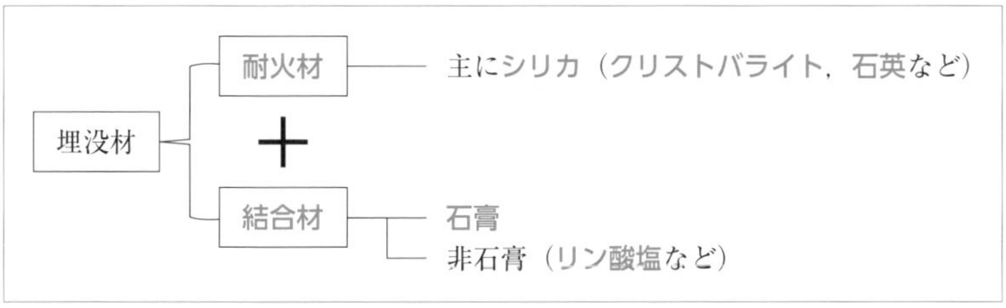

図7-2　埋没材の組成

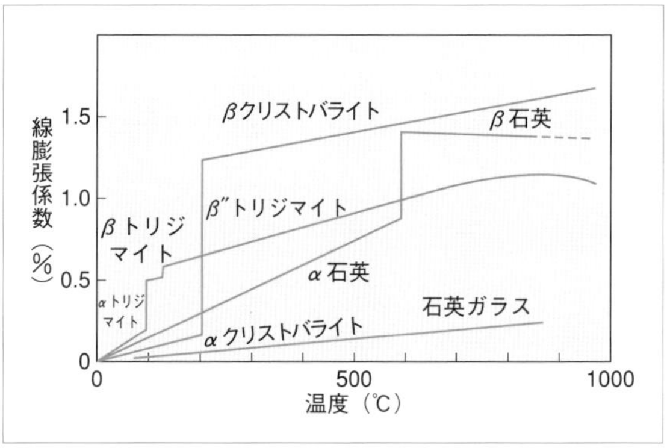

図7-3　シリカの加熱膨張

（Van Black, L. H. 著，渡辺亮治，相馬純吉訳：材料科学要論．アグネ，1972.）

(1) 耐火材

耐火材としては一般的にシリカ（SiO_2）が用いられる．

シリカには石英，トリジマイト，クリストバライト，石英ガラスなどがある．

石英，トリジマイト，クリストバライトは，加熱によってある特定の温度で結晶形態の変化を生じ，急激な膨張を示す（図7-3）．

特にクリストバライトは200～270℃，石英は573℃でα型からβ型に変態する際に大きな膨張を示す．

このほか，シリカよりも高温で安定した酸化物であるカルシア（CaO），マグネシア（MgO），ジルコニア（ZrO_2），アルミナ（Al_2O_3）などが，チタン鋳造用埋没材の耐火材として開発されている．

(2) 結合材

① 石膏系

加熱時の脱水による収縮が少なく，埋没材全体の膨張も阻害しないα半水石膏が用いられる．

石膏は高温で分解し，収縮して亜硫酸ガスなどを発生させるため，石膏を結合材とする石膏系埋没材では700℃までの昇温に留め，約1,000℃以上の融解温度の高い合金の鋳造には使用しない．

② 非石膏系

- **リン酸塩**：リン酸塩（例：リン酸二水素アンモニウム）と金属酸化物（例：酸化マグネシウム）の反応を利用した結合材である．練和には水やコロイダルシリカ溶液が用いられる．加熱時にはアンモニアガスが発生する．
- **コロイダルシリカ**：リン酸塩と併用して用いられる．

2）種　類

埋没材は結合材の種類によって石膏系埋没材と非石膏系埋没材に大別される．

(1) 石膏系埋没材

［組成］

- 耐火材—シリカ　全体の60～70％
- 結合材—石膏（α半水石膏）全体の25～45％
- その他—調節剤・着色剤・還元剤

石膏を結合材とするため，昇温は700℃程度までとする．

石膏系埋没材は，耐火材であるシリカの種類により，クリストバライト埋没材と石英埋没材に分類される．また，このほかに急速加熱型石膏系埋没材がある．

① クリストバライト埋没材

- 耐火材—クリストバライト
- 結合材—石膏

200～300℃で大きな加熱膨張がみられる．

② 石英埋没材

- 耐火材—石英
- 結合材—石膏

500～600℃で大きな加熱膨張がみられる．

クリストバライト埋没材に比較して加熱膨張は小さい（図7-4）．

③ 急速加熱型石膏系埋没材

- 耐火材—クリストバライトに石英を添加
- 結合材—石膏

早期加熱が可能なように石膏の硬化を促進させたこと，また加熱時の膨張を分散させて急加熱に耐えられるようにするため，耐火材としてクリストバライトに石英を添加したことが特徴である．

石英はクリストバライトに比べて加熱膨張が小さく，耐火材としてクリストバライトのみを使用した場合よりも全体の加熱膨張率が小さくなるので，総膨張率は硬化膨張率を大きくすることで調整している．

(2) 非石膏系埋没材

石膏を結合材としない埋没材をいう．

非石膏系埋没材には，リン酸塩系埋没材，チタン鋳造用埋没材がある．

① リン酸塩系埋没材

- 耐火材—クリストバライト，石英，あるいは両者の混合物
- 結合材—リン酸塩と金属酸化物

リン酸塩と金属酸化物に水を加えたときの反応によって硬化する．

水あるいはコロイダルシリカ溶液で練和する．

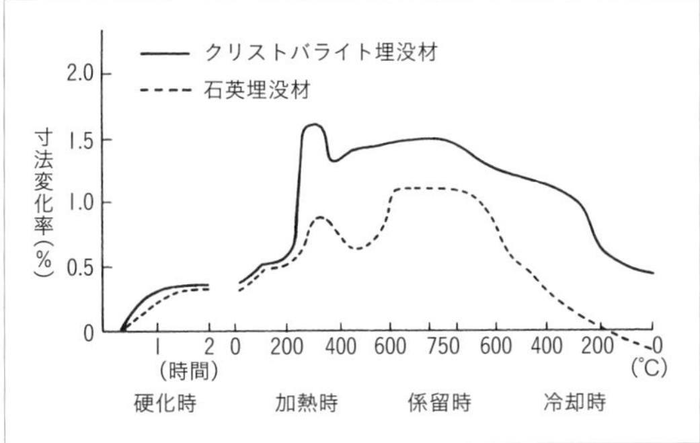

図7-4　石膏系埋没材の寸法変化

（長谷川二郎ほか：歯科技工士教本　歯科理工学②．医歯薬出版，東京，1995.）

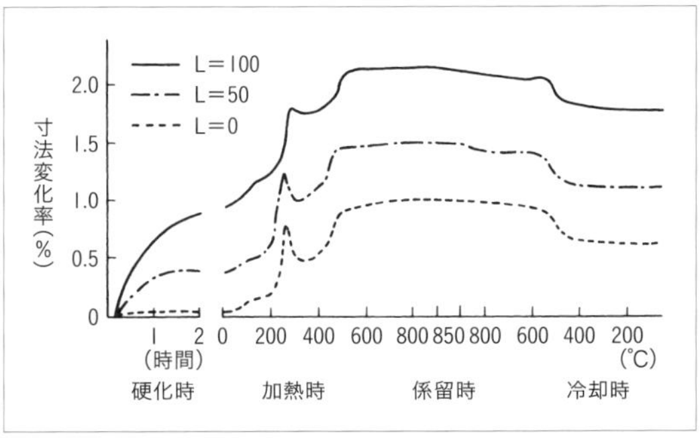

図7-5　リン酸塩系埋没材の寸法変化

（長谷川二郎ほか：歯科技工士教本　歯科理工学②．医歯薬出版，東京，1995.）

リン酸塩系埋没材は，コロイダルシリカ溶液で混和すると硬化・吸水・加熱膨張が大きくなり，この溶液の濃度を変えることにより膨張値の調節も可能となる（**図7-5**）．混液比（L/P）は通常0.12～0.16程度である．

特徴として，耐熱性に優れ，融解温度が1,000℃以上の合金を鋳造することが可能である．また，石膏系埋没材と比べて強さが大きく，リングレス鋳造が可能である．その一方で，通気性が悪い．

② チタン鋳造用埋没材

- 耐火材―カルシア（CaO），マグネシア（MgO），ジルコニア（ZrO_2），アルミナ（Al_2O_3）など
- 結合材―リン酸塩および非リン酸塩

チタンは融解温度が高く，高温における反応性が大きい．

従来のシリカを用いた埋没材では鋳造時にチタンとシリカが反応して焼き付きを起こすので，チタンとの反応性が低いチタン合金専用の埋没材が開発されている．

耐火材として，ジルコニア（ZrO_2），マグネシア（MgO），アルミナ（Al_2O_3），カルシア（CaO）などを含んだ，ジルコニア系，マグネシア系，アルミナ系，カルシア系埋没材がある．

3）所要性質

［埋没材の所要性質］

- 原型の形状，表面状態の再現性が良好である．
- 合金の鋳造収縮を補うだけの膨張性をもつ．
- 機械的性質が良好で，鋳造圧に十分に耐え，かつ合金の表面状態を劣化させない．
- 化学的性質が良好で，鋳造時に合金を変質させたり合金と反応したりしない．また，加熱によって有害ガスを発生しない．
- 通気性が良好である．

溶湯の流れに抵抗できずに鋳型表面が削られたりしてはならない．

鋳造時に合金と反応すると鋳造欠陥をまねく．

- 型離れがよい（鋳造完了後，鋳型から容易に鋳造体を取り出すことができる）．
- 十分な耐熱性を有する．
- 操作性に優れている．
- 保存中に変質しない．

> 原型の焼却，融解合金の鋳込みのために加熱するので耐熱性が要求される．

（1）硬化膨張

① 石膏系埋没材

石膏の硬化膨張は二水石膏の針状結晶の成長によって起こる．シリカ粒子の存在により，石膏単独より硬化膨張は大きくなる．

［石膏系埋没材の硬化膨張が大きくなる要因］

- 混水比が小さい
- 練和速度が速い
- 練和時間が長い
- 埋没材の種類（急速加熱型のほうが従来の石膏系よりも大きい）

> 石膏の硬化膨張に影響する各因子の詳細については，p.29を参照.

② リン酸塩系埋没材

水で混和するよりコロイダルシリカ溶液で混和したほうが硬化膨張が大きく，またコロイダルシリカ溶液の濃度が高いほど硬化膨張が大きくなる．

（2）吸水膨張

① 石膏系埋没材

硬化初期に注水あるいは水中浸漬すると，通常の硬化膨張より大きな吸水膨張を示す（図7-6）．

［石膏系埋没材の吸水膨張が大きくなる要因］

- シリカ粒子が小さい
- シリカ含有量が多い
- 混水比が小さい

② リン酸塩系埋没材

複模型製作時に寒天印象材の複印象中で硬化した場合に起こるが，注入時期によって影響を受ける（図7-7）．

（3）加熱膨張

合金の鋳造収縮を補正（補償）するために，埋没材の加熱膨張は最も必要なものである．融解した合金が加熱膨張している鋳型中に満たされ，合金の収縮とともに鋳型も収縮していくことが望まれる．

① 石膏系埋没材

石膏系埋没材の加熱膨張は，シリカの膨張と石膏の収縮が合わさって現れる．

［石膏系埋没材の加熱膨張に影響する要因］

- **シリカの種類**：クリストバライト埋没材は石英埋没材より大きな

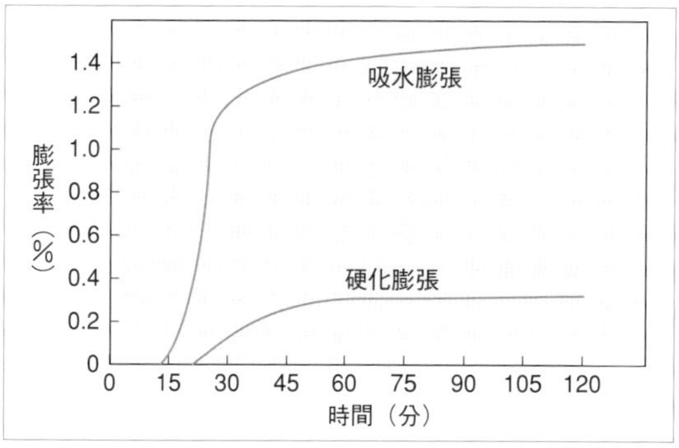

図7-6　石膏系埋没材の硬化膨張と吸水膨張

（Craig, R. G. ed.：Restorative Dental Materials. 10th ed., Mosby Inc., 1997.）

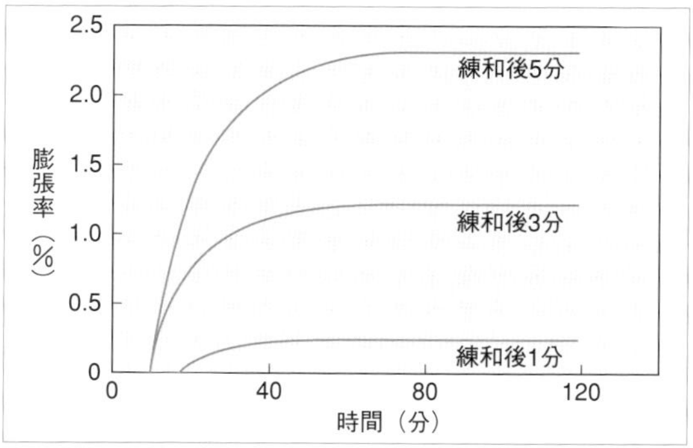

図7-7　リン酸塩系埋没材の吸水膨張に対する注水時期の影響

（太田克子：リン酸塩系埋没材と水との微妙な関係．DE，（22）：30〜33.）

加熱膨張を示す．

- **シリカの量**：シリカの量が**多い**ほど加熱膨張は大きくなる（ただし強度は劣化する）．
- 混水比が**小さい**ほど加熱膨張は大きくなる．

② リン酸塩系埋没材

耐火材にクリストバライトと石英を併用していることから，**200〜300℃**と**500〜600℃**の2段階で急激な加熱膨張が認められる．

コロイダルシリカ溶液の濃度が**大きい**ほど加熱膨張が大きくなる．

（4）通気性

埋没材の通気性は鋳造性に大きく影響する因子である．鋳造に際して合金は**空気**を押し出しながら鋳型を満たしていく．したがって空気の逃げ場がなければ，合金は鋳型を満たすことができないか，または逆戻りする．これを**背圧**という．一般に石膏系埋没材のほうがリン酸塩系埋没材より通気性は**良好**である．

［通気性に影響を及ぼす因子］

- 混水比：混水比が**大きい**ほど通気性は良好である．
- 粒度：埋没材の粒度が**均一**であれば通気性は大きくなる．粒度が**不均一**であると，緻密な硬化体となるが通気性は悪くなる．

混水比が小さいと埋没材が密に詰まるため，通気性は悪くなる．

（5）機械的性質

埋没材は高温時の強度が必要である．

① 石膏系埋没材

石膏系埋没材は，石膏の分解温度以上になると強度が低下するので，融解温度が**1,000℃以下**の**貴金属合金**の鋳造に用いられる．

② リン酸塩系埋没材

リン酸塩系埋没材は，石膏系埋没材に比べ**耐熱性**があり，加熱時の強度も大きいため融解温度の高い合金の鋳造に適している．また，強度が大きいので鋳造リングを使用しない**リングレス鋳造**ができ，埋没材の**膨張**が自由に得られる．ただし，鋳型の強度が大きすぎると鋳造体の割り出しの際，鋳造体を傷つけたり変形させるおそれもあるので注意が必要である．

2. 埋没操作

1）原型製作

歯科における鋳造は，ワックスなどの可燃性の材料で製作された原型を埋没材で包埋し，焼却して空洞の**鋳型**をつくる**ロストワックス法**である．

原型材料は一般的にインレーワックスが用いられ，インレーワックスで製作された原型は，**ワックスパターン**またはろう型とよばれる．

ワックスの成型時には，その熱的変化が原型の変形の主な原因となるので，熱的変化を最小限にし，熱収縮や外力による**内部応力**の発生をできる限り少なくする必要がある．

ワックスパターンの製作方法には以下のものがある．

（1）軟化圧接法

火炎でワックスを均一に軟化し，歯型に圧接して硬化させた後，形態を整える方法．

ワックスを内部まで均一に軟化させる必要がある．

軟化温度が他の方法に比べて低いため，熱収縮による寸法変化は少ないが，内面にしわができやすい欠点がある．

（2）盛り上げ法

融解したワックスを歯型上に少量ずつ盛り上げ，形態を整える方法．

ワックスの硬化までの熱収縮が大きく寸法変化を起こしやすいため，ワックスを少量ずつ盛り，軟化状態で圧接し，十分硬化してから盛り足すようにする必要がある．

（3）ディッピング法

融解したワックス中へ歯型を浸漬してワックスを積層した後，形態を整える方法．

ワックスの硬化までの熱収縮が大きいので，盛り上げ法と同様の注意が必要である．

またワックスパターン完成後も残留応力の解放が起こる場合があるので，注意が必要である．

2）スプルー

スプルーとは，合金を鋳型内に注ぎ込むための**湯道**である．

原型へスプルーを付与することを目的として使用するものを，スプルー線とよぶ．

スプルー線は咬合関係に影響しないよう，原型の最も厚い部分に，**湯流**

> スプルー線は非機能咬頭の外斜面に植立することが多い．

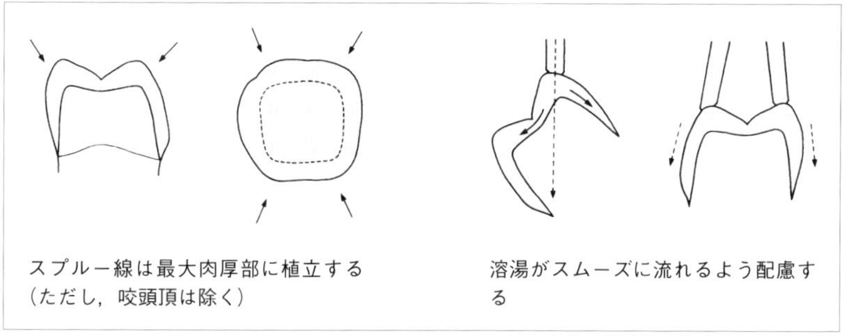

図7-8　スプルー線植立時の注意点

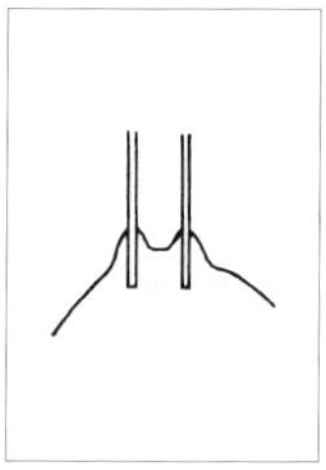

図7-9　中空のスプルー線

れを考えて植立する（図7-8）.

（1）スプルー線の所要性質

- 原型に付与できる：加熱，もしくはワックスを利用して原型に付与できる.
- 原型を確実に保持できる：埋没，鋳造操作中に離脱・変形しない.
- 熱容量が小さい：原型のワックスに与える熱的影響が少ない.
- 除去または焼却が可能である：埋没操作後，容易に除去できる.
- 適度な強さを有する：埋没操作中に原型の植立状態を保持する強さがある.

（2）材質と形状

材質にはワックス，レジン，および金属が選ばれる.

金属線の場合，形状は中空（チューブ形状）がよい．チューブ形状にすることで，熱容量を減らして原型への熱的影響を最小限にするとともに，保持の強さを確保できる（図7-9）.

また，スプルー線の太さは原型の保持，鋳込み率や鋳造欠陥にも影響を与える．スプルーの直径に比例して，鋳込み量は大きくなる.

3）湯溜り

鋳造された合金が凝固するとき，最後に凝固する部位に欠陥（鋳巣）が生じる．これが鋳造体に発生するのを防ぐために，スプルー途中の原型に近い部位に湯溜りとよばれるワックス球塊を付与し，鋳造体以外の部位が最後に凝固するようにする.

湯溜りに押し湯効果を発揮させるためには，湯溜りを原型と同体積以上にする必要がある.

ただし，スプルーが太く短い場合には，スプルー部および残り湯部分が湯溜りの効果を示すことから，特に湯溜りを付与する必要はない（図7-10）.

▶鋳巣

鋳造体内部や表面に生じる空隙を鋳巣という．凝固収縮を原因とするもの（引け巣）と合金中へのガス吸収を原因とするもの（ブローホール）がある．湯溜りによる引け巣の防止については図7-10を参照.

鋳造欠陥についてはp.89を参照.

4）エアベント

リン酸塩系埋没材など，埋没材の通気性が悪い場合には，背圧多孔，湯

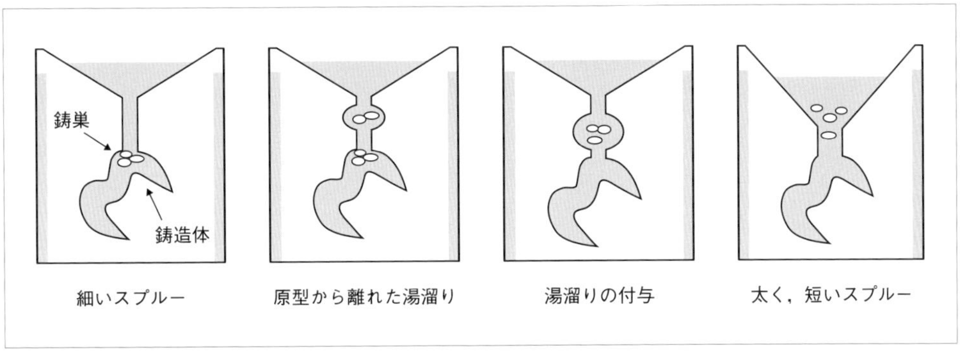

図7-10　湯溜りの役割
（全国歯科技工士教育協議会編：新歯科技工士教本　歯科理工学．医歯薬出版，東京，2006.）

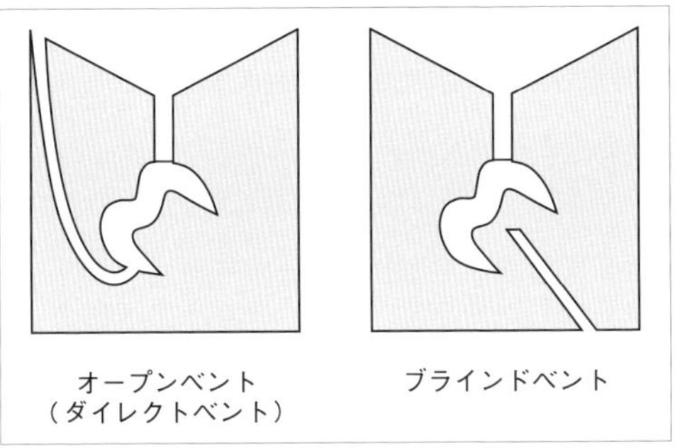

図7-11　エアベント

回り不良などの鋳造欠陥が発生するおそれがあるので，空気の逃げ場を確保するため埋没時にエアベントを付与する．エアベントには，オープンベントとブラインドベントの2つがある．原型に直接付着するものを**オープンベント**または**ダイレクトベント**，原型とは直接接触させないものを**ブラインドベント**という（**図7-11**）．

5）裏　装

鋳造（用）リングによって**埋没材の自由な膨張**が抑制されるのを防ぐ目的で，鋳造（用）リング内側に**緩衝材**としてクッション効果のある**リングライナー**（耐熱性のセラミックファイバーなど）を内張りする．

歯科鋳造では，裏装を行うことにより埋没材を等方向に膨張させ，鋳造体の**鋳造収縮**を補償している．鋳造（用）リングの大きさによって埋没材の膨張量が変化するため，リングライナーの厚み（枚数）も変化させる必要がある．

リン酸塩系埋没材は強度が高いので，鋳造（用）リングを用いないリングレス法で鋳型を製作する場合がある．リングレス法はリング壁によって膨張が抑制されることなく，自由で均一な膨張が得られる．

6）界面活性剤

埋没前の原型に界面活性剤を塗布する．

界面活性剤を使用する目的は，原型表面を**親水性**（水がぬれる状態）にし，埋没材との「**ぬれ**」をよくすることで，埋没時の**気泡**の付着を防止することである．

気泡の付着を防止することで，細部再現性も高まる．

しかし界面活性剤は，焼却時に不純物となったり，またワックスを溶解する可能性があるため，塗布は必要最小限にする．

3. 鋳型の加熱

1）加熱の目的

- 埋没材を乾燥させる．
- 原型を**焼却**する．
- 埋没材を**加熱膨張**させることで，合金の鋳造収縮を補償する．
- リン酸塩系埋没材においては，アンモニアガスを放出させる．

2）加熱開始時期

加熱は埋没材の硬化反応が終了してから行うが，完全に水分がなくなるまで乾燥させると，加熱時に鋳型に**亀裂**を生じさせる場合があるので，1日以上放置する場合は容器中で保管するなどの注意が必要である．

加熱開始時期が早すぎると，埋没材の硬化反応が未完了で強度も低いため，表面性状が劣化する．

急速加熱型の埋没材は，加熱開始までの時間が短縮され20～30分で加熱が可能である．

3）加熱速度と加熱時間

加熱はゆっくりと行うのが基本である．特に，以下の場合は徐々に加熱を行わないと鋳型の亀裂発生の原因となる．

- 水の沸点の100℃まで
- ワックスの沸点の300～400℃まで
- クリストバライトが変態（大きく膨張）する**200～270℃**前後
- 石英が変態（大きく膨張）する**573℃**前後

実際の操作としては，2時間以上かけて目的の温度まで上げ，かつ最高温度で30分から1時間くらい保持する．鋳型が大きい場合はさらに時間をかける．

急速加熱型埋没材では，混和後30分前後で高温に保った加熱炉に投入するが，石膏の硬化を促進させて加熱開始時期での鋳型強さを大きくしており，埋没材中の耐火材の種類，粒度配分によって急激な膨張を回避するよう考慮されている．加熱開始時期，温度などは製品により異なるので，メーカー指示に準じる．

4）加熱温度

（1）石膏系埋没材

石膏を結合材とした埋没材は**600～700℃**に加熱する．

結合材の石膏は，炭素の存在下では700℃くらいから分解され始めて鋳肌あれの原因となるほか，約750℃で急激に収縮を起こすため，適合の観点からも700℃以上の加熱は避ける．

（2）非石膏系埋没材

リン酸塩系埋没材は800～850℃まで鋳型温度を上げる．

700℃以下の加熱に留めると，溶湯と反応してアンモニアガスや水蒸気が発生し，鋳込み不足の原因になる．

5）鋳型温度

鋳型温度は鋳造する合金，鋳造体の形，大きさ，体積/表面積比などを考慮して決定する．

鋳造の際は，時間とともに鋳型温度は低下するので注意が必要である．鋳型温度が低下すると，期待した埋没材の膨張が得られず，鋳造精度のよい鋳造体は得られない．

低融合金の鋳造では，鋳型温度は合金の融解温度の7割程度にするのがよいといわれている．

6）再加熱

再加熱は通常行わない．

再加熱を行うと鋳型が長時間にわたって高温にさらされることになり，鋳型の表面性状の劣化や強度の低下を来たして，バリや鋳肌あれなどの原因となる．

H 鋳造操作

1．金属の融解方法

1）熱　源

熱源としては可燃性ガスのほか，電気的融解として電気抵抗，高周波誘導，アークなどを使用する（表7-10）．

（1）可燃性ガス

可燃性ガスには都市ガス，プロパンガスが用いられる．

融解装置としてブローパイプなどを使用し，ガスと圧縮空気または酸素との燃焼炎を用いて融解する．広く利用されているが温度調節が困難であり，酸化させやすい．

通常の使用温度は，都市ガスまたはプロパンガス—空気の場合は800～1,200℃，都市ガスまたはプロパンガス—酸素の場合は1,100～1,700℃である．

表7-10　各種融解熱源の特徴

	熱源	使用温度	温度制御	雰囲気制御	特徴
可燃性ガス	都市ガス，プロパンガス―空気	800〜1,200℃	×	×	・比較的簡単な装置で安価 ・還元炎での融解が必要（熟練が必要）
	都市ガス，プロパンガス―酸素	1,100〜1,700℃	×	×	
電気的融解	電気抵抗	800〜1,500℃	○	○	・減圧下や不活性ガス（アルゴンガス）雰囲気での融解が可能 ・温度制御は最も容易
	高周波誘導	1,100〜2,500℃	○	○	・減圧下や不活性ガス（アルゴンガス）雰囲気での融解が可能 ・光高温計で測定が可能 ・コバルト，ニッケル，鉄など高磁性で電気抵抗の大きい金属でも短時間で融解が可能
	アーク	1,100〜2,500℃	×	○	・減圧下や不活性ガス（アルゴンガス）雰囲気での融解が可能 ・アルゴンアークや炭素アークによる融解方法がある ・熱源の温度が最も高い

×　困難　　○　可能

（全国歯科技工士教育協議会編：新歯科技工士教本　歯科理工学．医歯薬出版，東京，2006.）

(2) 電気的融解

① 電気抵抗融解

るつぼの周囲にある電熱コイルが発熱して合金を融解する（図7-12）．

温度調節が最も容易で，還元雰囲気や不活性ガス雰囲気をつくりやすい．

通常の使用温度は800〜1,500℃である．

② 高周波誘導融解

合金自体に誘導電流を発生させて合金を融解する方法である（図7-13）．

熱効率がよくコバルトクロム合金やニッケルクロム合金など高い融解温度をもつ合金でも短時間で融解できる．

通常の使用温度は1,100〜2,500℃である．

③ アーク融解

不活性ガス雰囲気中でアークを発生させ，合金を融解する方法である（図7-14）．

短時間で融解できるが部分的な過熱が起こりやすい．

通常の使用温度は1,100〜2,500℃である．

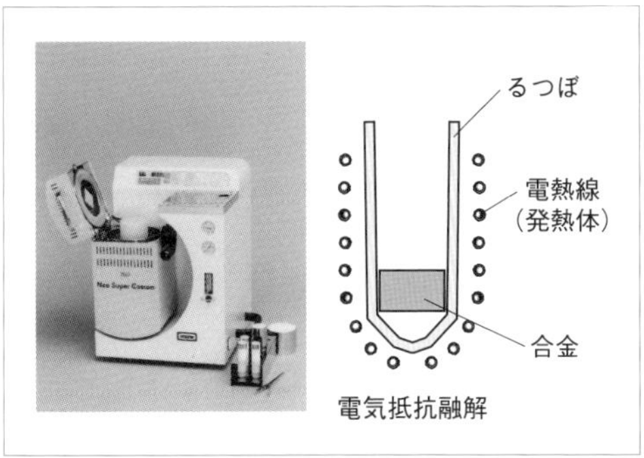

図7-12　電気抵抗融解

（全国歯科技工士教育協議会編：新歯科技工士教本　歯科理工学．医歯薬出版，東京，2006.）

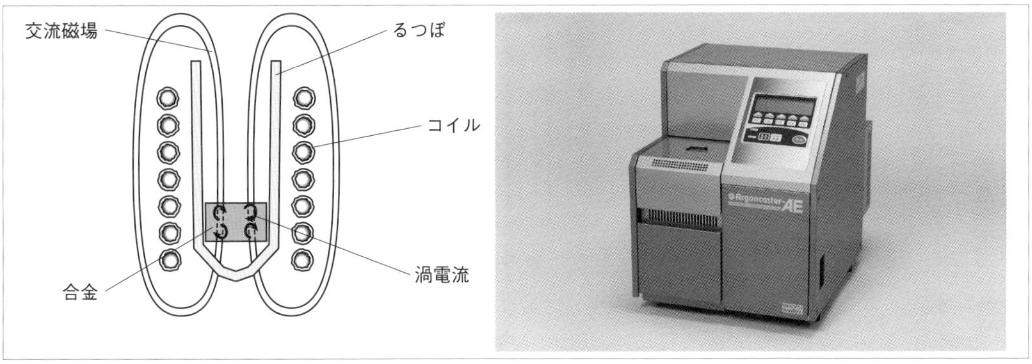

図7-13　高周波誘導融解の鋳造機

（全国歯科技工士教育協議会編：新歯科技工士教本　歯科理工学．医歯薬出版，東京，2006.）

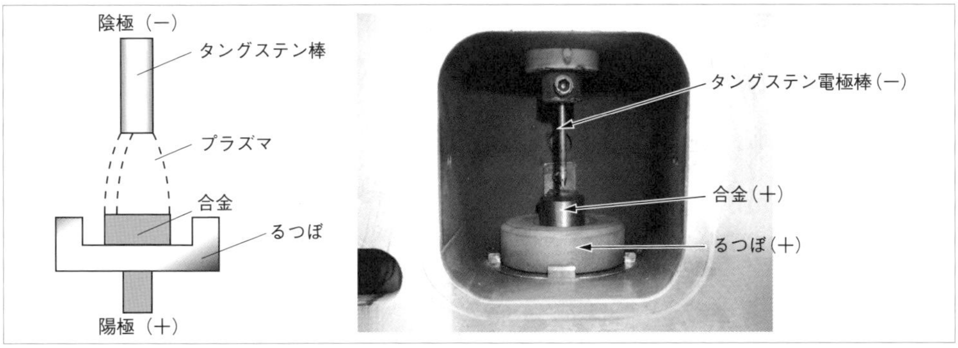

図7-14　アーク融解の原理と炉内

（全国歯科技工士教育協議会編：新歯科技工士教本　歯科理工学．医歯薬出版，東京，2006.）

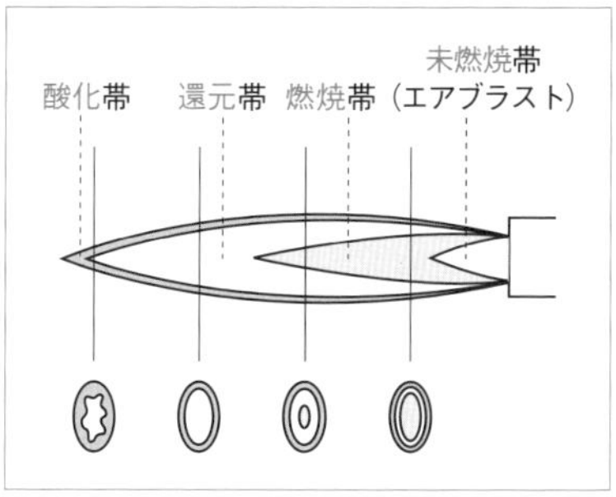

図7-15　ブローパイプ炎

2）酸化と融解雰囲気

ブローパイプによる炎には，内側から**未燃焼帯**（エアブラスト），**燃焼帯**，**還元帯**，**酸化帯**がある（**図7-15**）．

融解には**還元雰囲気**である還元帯が適している．酸化帯は高温だが酸化作用があるので融解に適さない．

［合金の酸化を防ぐための方法］

- **短時間**で融解する
- **還元帯**の炎で融解する
- **フラックス**を適度に使用する
- **真空**（**減圧**）にして融解する
- **不活性ガス**中で融解する
- **オーバーヒート**させない

フラックスの使用量が多すぎると，鋳造体に悪影響が出る可能性もあるので注意する．

3）フラックスの効果

一般的に融解温度が900℃以上の合金にはフラックスとして**ホウ砂**（$Na_2B_4O_7 \cdot 10H_2O$）を用いる．それ以下の融解温度の合金には**ホウフッ化カリウム**（KBF_4），**フッ化カリウム**（KF）などを加えたものを使用する．

［フラックスの効果］

- 合金の表面に膜を作って**酸化**を防ぐ
- 溶湯表面の**酸化物**，**不純物**を取り除く（精錬効果）
- 溶湯の流れをよくする

2. 鋳込み方法

1）鋳造圧とその特徴

融解された合金は圧力によって鋳型に鋳込まれる．このときの圧力を**鋳造圧**という．

鋳造圧（圧力源）の種類と特徴は以下のとおりである．

（1）圧縮空気圧

- 圧力の調整が容易にできる
- 持続性がある
- 圧縮空気ポンプが必要である

(2) **圧縮ガス圧**

- 圧力の調整が容易にできる
- 持続性がある
- 還元雰囲気をつくることができるが，ガス装置が必要である

(3) **遠心力（ばね式，モーター式）**

- **初期圧**が小さい
- ばね式は圧の持続性がない
- 装置は比較的小型であるが，融解方法との組み合わせによって大型になる
- モーター式では初期圧の立ち上がりが遅い

(4) **吸引・減圧**

- 持続性はあるが，大気圧以上の圧が加えられない
- 他の方法と組み合わせて使用されることが多い

この他，(1)～(4) を併用した方法も考案されている．

2) 鋳込み温度

鋳込み温度とは鋳造時に鋳込む瞬間の溶湯の温度で，溶湯の粘性を低くし流動性を高めるために，一般的に合金の融解温度より**50～150℃**高い温度がよいとされている．

鋳込み温度が低ければ鋳込み不足が発生したり，逆に高すぎれば鋳肌あれや鋳巣などの鋳造欠陥の発生原因となる．

遠心鋳造は停止状態から回転が始まるため，初期圧を十分に与えることが困難である．

3. 鋳造機の種類

鋳造機の種類は，一般的に鋳込みの際に作用する鋳造圧によって分類される（**表7-11**）．

1) 遠心鋳造機

アームの回転により発生した**遠心力**で鋳込む方法である．

遠心力は合金の重量と鋳造機のアームの長さに比例し，回転数の2乗に比例する．

表7-11　鋳込み方法による鋳造機の分類

鋳造法	鋳造機	圧力
遠心鋳造	・手回し遠心鋳造機 ・ばね式遠心鋳造機 ・モーター式遠心鋳造機	遠心力
加圧鋳造	・空気圧鋳造機 ・ガス圧鋳造機	空気圧 ガス圧
吸引（減圧）鋳造	・吸引鋳造機	大気圧

（全国歯科技工士教育協議会編：新歯科技工士教本　歯科理工学．医歯薬出版，東京，2006.）

2）加圧式鋳造機

加圧には圧縮空気を使用するものと，圧縮ガス（アルゴンガスなどの不活性ガス）を使用するものがある．加圧方向も，鋳型の周囲，全方向から加圧する方法と，鋳型の湯口側の一方向から加圧する方法がある．

3）減圧（吸引）鋳造機

鋳型の底部から鋳型内空気を吸引（減圧）して大気圧によって溶湯を流し込む．大気圧以上に圧を上げることができないため，歯科では加圧式と併用されている．

I 鋳造欠陥

鋳造時に鋳造体に発生するさまざまな不具合（主に構造欠陥）を鋳造欠陥とよぶ．

1．種　類

1）鋳造欠陥の種類

鋳造欠陥には表7-12に示すような種類がある．

2）適合不良

鋳造体が修復部位に適合しない場合をいう．

適合不良の原因には，所定の寸法と異なる寸法変化と，形が異なる変形がある．

2．原因と対策

1）鋳造欠陥の原因と対策

鋳造欠陥の原因と対策を表7-12に示す．

2）適合不良の原因と対策

（1）寸法変化の原因と対策

鋳造の際は金属の熱収縮分を補うため，埋没材が均一に適切な膨張量を発現する必要があるが，実際は埋没材や金属の強さ，鋳造体の形状などの影響を受ける．鋳造操作の各工程で生じる寸法変化の原因を十分理解し，その場に応じた材料の選択と取扱いを行うことが重要である．

（2）変形の原因と対策

① ワックスパターンの変形

埋没までに原型の膨張，収縮，変形（応力緩和や取扱いによるもの）が起こらないように，インレーワックスの性質を十分理解することが重要である．

② 鋳型の変形

鋳型の不均一な膨張による．

表7-12　鋳造欠陥の種類と原因・対策

<table>
<tr><th>種類</th><th>原因と対策</th></tr>
<tr><td>引け巣
鋳巣の一種で，ワックスパターンの最大肉厚部など，鋳造体の最終凝固部に生じる空洞状の欠陥
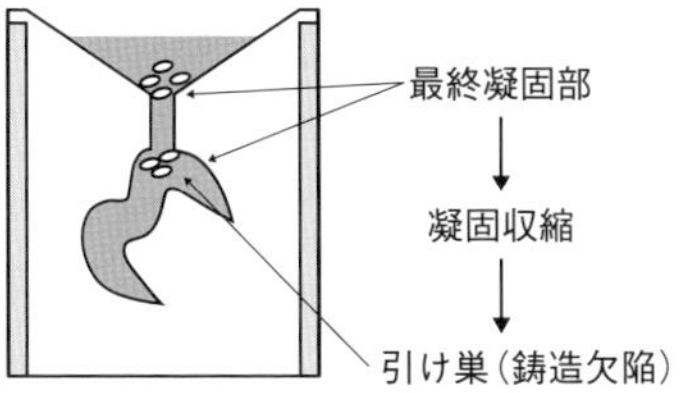
</td><td>[原　因]
・最終凝固が鋳造体の必要部分で起こり，溶湯の補給ができずに不足部（巣）が発生する（左図参照）
・鋳造圧の不足，スプルー線が細すぎる・長すぎることなどが関係する
[対　策]
・肉厚部へスプルーを植立する
・スプルー線を太く短くする
・湯溜りを付与する
・十分な合金量，十分な鋳造圧で鋳造する</td></tr>
<tr><td>ブローホール
鋳巣の一種で，鋳造体の全体あるいは不特定部分に点在する小さな気泡状の欠陥
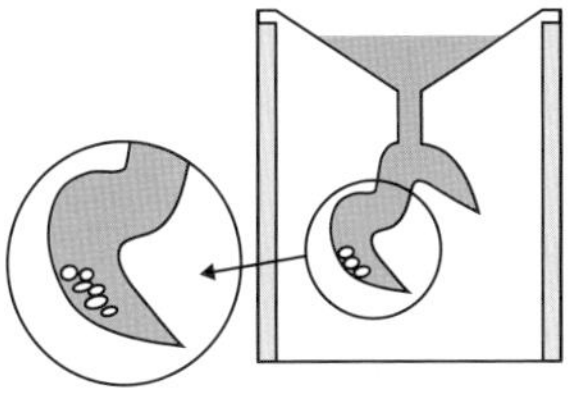</td><td>[原　因]
・融解時のガス吸収や酸化
・合金の長時間融解やオーバーヒート
・合金の反復使用
[対　策]
・不活性ガス雰囲気で融解する（高周波誘導融解あるいはアーク融解が有効）
・ブローパイプで融解する場合は，オーバーヒートを避け，還元炎を用い，フラックスを使用する
・合金を反復使用する場合は，未使用合金を半分量以上投入する</td></tr>
<tr><td>なめられ
鋳込み不足の一種で，鋳造体の辺縁など薄く鋭利な部分が完全に再現されずに丸みを帯びる欠陥
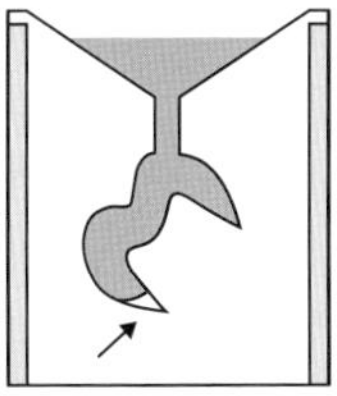</td><td>[原　因]
・溶湯が完全に末端まで流れ込む前に凝固する湯回り不良
[対　策]
・鋳型温度や鋳込み温度を適切な温度まで上げる
・十分な量の合金を使用し，内部まで確実に融解する
・通気性のよい埋没材を使用する
・初期圧が大きく，かつ持続した鋳造圧で鋳造する</td></tr>
<tr><td>湯境い
鋳込み不足の一種で，2方向以上から溶湯が流れ込んだ場合に，溶湯の境界部に不完全な合金の融合部が境目としてみられる欠陥</td><td>[原　因]
・複数のスプルー線の植立による溶湯の流入経路の問題で，融合部が確実に混ざり合わない
[対　策]
・溶湯の流れを考慮してスプルー線を植立する
・鋳込み不足の対策を行う（なめられの対策と同じ）</td></tr>
<tr><td>背圧多孔
鋳込み不足の一種で，鋳造体表面がくぼんだり，小さな気泡（へこみ）が発生する欠陥．バックプレッシャー・ポロシティともよばれる
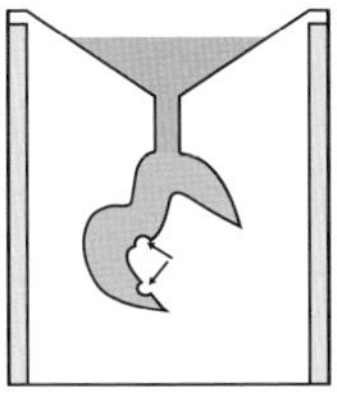</td><td>[原　因]
・鋳型の通気性が悪い場合，もしくは鋳造圧が不十分な場合に，鋳造時に鋳型内の空気が排出されず，この空気（背圧）が溶湯を押し戻す
[対　策]
・通気性の良い埋没材を使用する
・鋳造圧を高くして圧の持続時間を長くする
・通気性の悪い埋没材を使用する場合はエアベントを付与する</td></tr>
</table>

表7-12　(つづき)

種類	原因と対策
鋳肌あれ 鋳造体表面が全体的，あるいは部分的に粗糙になる欠陥	[原　因] ・鋳造時の埋没材表面の粗れ（埋没材の混水比の過多，早期加熱，急加熱） ・高い鋳型温度，鋳込み温度による埋没材の分解 ・埋没材と合金との焼付き（反応） [対　策] ・埋没材の適正な混水比を守る ・埋没材を十分に硬化させてから加熱を開始する ・鋳型温度，鋳込み温度を適切に設定する
ホットスポット 鋳造時，溶湯が衝突する鋳型部分が局所的に高温になる．この部分をホットスポットといい，ホットスポットでは合金の凝固が遅れて鋳造体に凹みが生じる 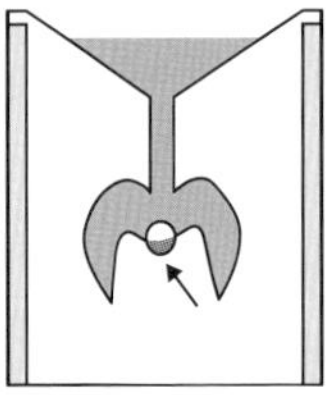	[原　因] ・鋳造時に溶湯が鋳型の特定部位に集中して当たる [対　策] ・溶湯の流れを考慮してスプルー線の位置や方向を決定する
突起 鋳造体表面に大小の球状突起物が生じる欠陥 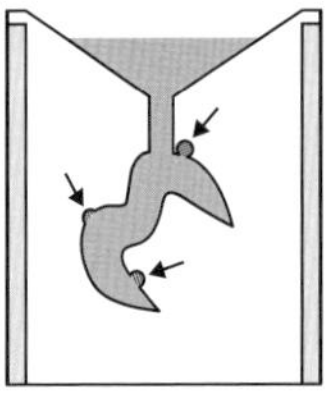	[原　因] ・埋没時に原型に気泡が付着する [対　策] ・埋没材を真空練和し埋没材中の気泡を減少させる ・原型表面に界面活性剤を塗布し，原型表面を親水性にして埋没材となじみやすくする
バリ 鋳造体表面に平板状，ひれ状の突起物が生じる欠陥 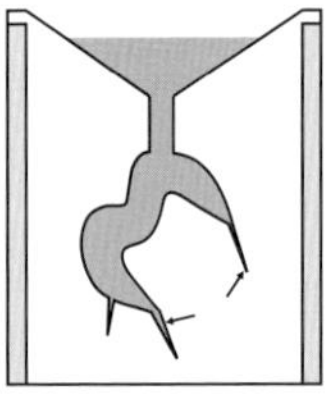	[原　因] ・鋳型に亀裂が生じる [対　策] ・鋳型に強い衝撃（落とすなど）を与えない ・鋳型の急加熱を行わない ・過剰な鋳造圧をかけない
偏析 鋳造体の部位によって金属組織が不均一になっている欠陥．変色や着色が生じたり，耐食性を損なうこともある	[原　因] ・合金の組成の問題 ・合金融解後の冷却速度が速く急激に凝固する [対　策] ・組成や混合比などを考慮し，偏析を起こしにくい合金を選択する ・鋳造後に徐々に冷却する． ・鋳造後に熱処理を行い，鋳造時に生じた合金組成の不均一状態を均質化する

（表中の図は，全国歯科技工士教育協議会編：最新歯科技工士教本　歯科理工学．医歯薬出版，東京，2016．より）

リングライナーの緩衝能力が小さいと縦横方向の膨張に差が生じて不均一膨張となる.

埋没の際は鋳型内での膨張の**異方性**を理解し，ワックスパターンの埋没方向や位置に配慮する必要がある.

③ 鋳造体の残留応力と変形

鋳造体内部に**残留応力**が生じる要因は以下のとおりである.

- 鋳型の強度が合金の冷却時の収縮による応力より大きい
- 鋳型の冷却時の収縮と合金の熱収縮の差が大きい
- 鋳型の冷却速度が速い

これらにより鋳造体内部に残留応力が生じると，それが解放されるときに変形が生じる.

④ 後処理による変形

後処理により変形が生じる要因は以下のとおりである.

- 金属の熱処理や陶材焼成時の後処理による残留応力の解放
- スプルー切断時の残留応力の解放
- 仕上げ研磨時のサンドブラストの圧力や，研磨熱による変形

J 金属の加工

1．塑性加工と硬化

1）塑性加工

外力を取り除いても変形したままになり永久変形が残る状態を**塑性変形**といい，これを利用して金属を成形することを塑性加工という．圧延（図7-16），線引き，押し出し，深絞り，鍛造などの機械加工がある.

（1）熱間加工

高温状態（再結晶温度以上）で成形する加工をいう.

（2）冷間加工

室温（再結晶温度以下）で成形する加工（歯科領域）をいう.

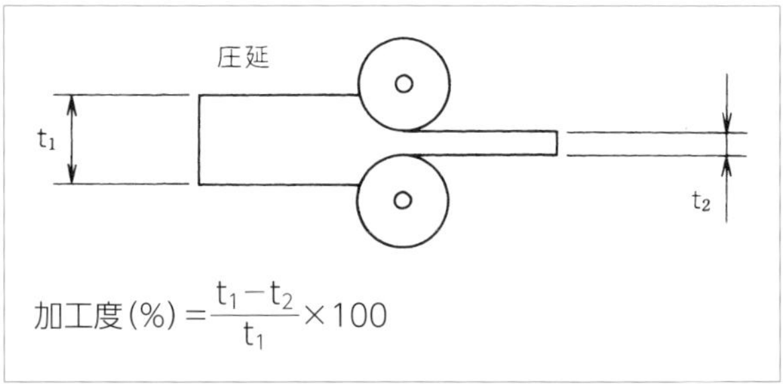

図7-16　圧延加工

(3) 加工度

金属を加工した（塑性変形させた）場合の変形の程度をいう．

2) 硬　化

針金などを何度も繰り返して曲げていると針金は次第に硬くなってくる．このように金属を冷間加工すると金属は硬くて脆くなり，伸びは減少する．この現象を加工硬化という．

金属を加工し変形させると原子の移動やすべりが起こり，金属結晶配列に乱れが生じる．これを転位とよぶ．金属を加工しはじめたときには転位が少なく原子の移動やすべりが生じやすいので，金属は軟らかく，変形しやすい．しかし，加工を繰り返すと転位が多くつくられ，原子の移動やすべりが転位によって妨げられ，変形しにくく（硬く）なる．

▶すべり

金属が塑性変形可能なのは，外力を加えると金属結晶が結晶面に沿ってずれるためである．この現象をすべりといい，この面をすべり面という．

2. 焼きなまし

冷間加工により加工硬化が生じた合金を，適当な温度で加熱するとひずみが除去されて新しい結晶粒を生成し（再結晶），加工前の性質に戻る．この現象を焼きなましとよぶ．焼きなましが起こると，伸びが増加して硬さや強さは減少する．

K 金属の接合

1. ろう付け

母材と組成の異なる合金（ろう）を融解して母材の間隙に流入させ接合する方法をいう．

1) ろう付け用材料

(1) ろう

金を主成分とする金ろうと銀を主成分とする銀ろうなどがある．

[ろう材の所要性質]

- 融点は母材の融点より100〜200℃低い
- 母材によくぬれる
- 母材との電位差が少なく，腐食を起こさない
- 母材と色が類似している
- ろう付け部の機械的性質が強い

(2) フラックス

母材表面の酸化防止と酸化物除去に用いる．主として，主成分はホウ砂とホウフッ化物が用いられる．

一方，ろうが必要な部分以外に流れないようにする目的で用いられる材料をアンチフラックスという．炭素，白墨の原料である白亜，および主成

分が酸化第二鉄からなるベンガラなどの懸濁液がその代表例である.

(3) ろう付け用埋没材

[ろう付け用埋没材の所要性質]

- 硬化時の寸法変化が小さい
- 熱膨張曲線が,母材と近似している
- ろう材の凝固時の収縮と近似した加熱膨張を示す
- 常温,高温での操作に必要な強さを有する
- ワックスの除去操作の影響を受けない

2. ろう付け法

1) 固定ろう付け(埋没ろう付け)

埋没材やスタンドによって被ろう付け体を固定して行う.ブリッジ,アタッチメント,クラスプなど精度を要求するものに応用される.母材のろう付け間隙は,一般的には0.05〜0.30 mm程度である.

2) 自在ろう付け

手指による固定により,矯正用線のろう付けなど手軽で細かい部分のろう付けが可能となる.手指の感覚によって過熱を回避できる.

自在ろう付けは手指で固定するだけなので精度に欠けるという欠点があり,アタッチメントなど精度が要求される場合は固定ろう付けを用いる.

3. 溶 接

母材の一部を高エネルギー源で融解・混合して接合する方法である.歯科領域においては,エネルギー源の違いからレーザー溶接,スポット溶接,TIG溶接がある.

1) レーザー溶接

レーザー溶接は光エネルギーを利用した溶接法であるが,レーザー光(ビーム)は以下の特徴をもっている.

① 単色性に優れている(1つの波長の光である.Nd:YAGレーザーでは1.06 μmである).
② 指向性に優れている(光が広がらず進む).
③ 干渉性に優れている(光の位相がそろっている).
④ 高出力である(集光レンズにより高パワー密度が得られる).

レーザー光が材料表面で吸収されると熱エネルギーに変換され,その熱によって母材が融解される.溶接に用いられるレーザーとしては,CO_2ガスレーザーおよびNd:YAGレーザーが主として用いられているが,歯科技工用としてはNd:YAGレーザーが用いられている.

レーザー溶接の特徴としては,以下の事項があげられる.

① 熱影響層が狭い.
② 高融解温度の金属の溶接が可能である.
③ 母材どうしの溶接であるので腐食が生じにくい.

④ 異種金属の溶接が可能である．
⑤ 模型上での作業が可能である．
⑥ アルゴンガス雰囲気で溶接が行われるので酸化が防げる．
⑦ 接合以外に，盛り上げ，表面改質および研磨などにも応用できる．

2）スポット溶接

スポット溶接は，点溶接，電気抵抗溶接ともいわれ，矯正装置の製作に用いられる．電極間に被接合物を挟み，加圧下で大電流を短時間通電し，その接触面に発生する抵抗熱を利用して溶接する方法である．その加熱範囲は電極下に限局されるので，スポット溶接の応用も限定される．

4．鋳　接

金属の修復物などに，新たに製作した原型を添加し，そのまま埋没材で埋没して合金を鋳造することにより接合する方法をいう．

L　合金の熱処理

歯科における熱処理は主として鋳造鉤，線鉤の硬化処理が中心である．その操作には軟化熱処理と硬化熱処理があり，この組み合わせによって熱処理が行える．

1．軟化熱処理

軟化熱処理により硬さ，引張強さが減少し，伸びが増加し，軟らかい状態となる．

鋳造体の偏析やひずみを取り除き，均一な固溶体にするために固相点以下の温度で加熱する操作をいう．通常，加熱後に急冷する．この熱処理は硬化が均一になるように硬化熱処理に先だって行われるもので，一般的には，金合金では700℃で10分間加熱すればよいといわれる．

2．硬化熱処理

硬化熱処理によって硬さ，比例限，弾性限，引張強さ，耐力などが増加し，伸びが減少する．

金合金や金銀パラジウム合金に行う熱処理で，溶体化処理後に変態温度以下で加熱し，内部に何らかの相変化，すなわち過飽和固溶体からの新しい相の析出や固溶体相互間における同素変態（規則–不規則変態）を利用することによって，合金内部にひずみを生じさせ，硬化することができる．ADASによる金合金の硬化熱処理は450℃に加熱して250℃まで15〜30分間で冷却して急冷する．規則格子の生成により，時間の経過とともに硬化するので時効硬化ともいう．

硬化熱処理が可能な歯科用合金には以下のものがある．
① タイプ３金合金
② タイプ４金合金
③ 白金加金

④ 14～18K金合金

⑤ 陶材焼付用金合金

⑥ 金銀パラジウム合金

1）銀銅二元合金の熱処理（析出硬化）

析出硬化については，図7-17参照.

2）金銅二元合金の熱処理（規則-不規則変態）

規則-不規則変態については，図7-18参照.

3）炭素鋼の熱処理

炭素鋼とは鉄の中に炭素が0.03～2.1％含有されているものをいう.

歯科用合金とは異なり，急冷することにより硬くすることができる（焼入れ）. 焼入れした鋼は硬すぎて脆いので，粘りを与え強くするため100℃以上に加熱する（焼戻し）.

バーや彫刻刀は焼入れ，焼戻しを行って必要な硬さと粘りを与えてあり，加熱すると軟化してしまうので，決して加熱してはならない.

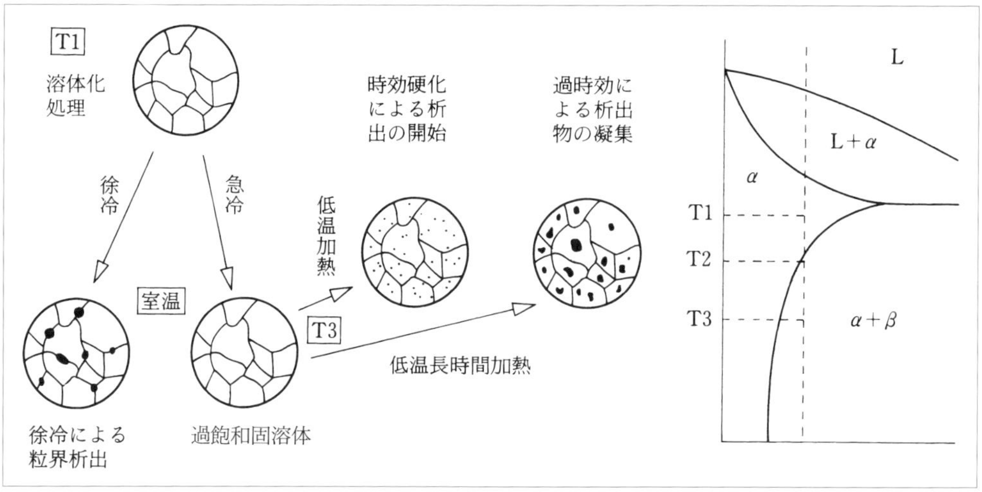

図7-17　析出硬化の状態図と金属組織の変化

① 温度T1で長時間加熱（溶体化処理）し，均一な固溶体αをつくる．
② つくった均一の固溶体を室温まで急冷し，βを含んだ過飽和固溶体をつくる．
③ 再びT3まで温度を上げると，α相中にβ相が析出する．β相が転位の拡大を妨げ合金は硬化する（時効硬化）．
④ 温度T3で長時間加熱を続けるとβ相が析出しすぎて合金は軟らかくなる．これを過時効という．

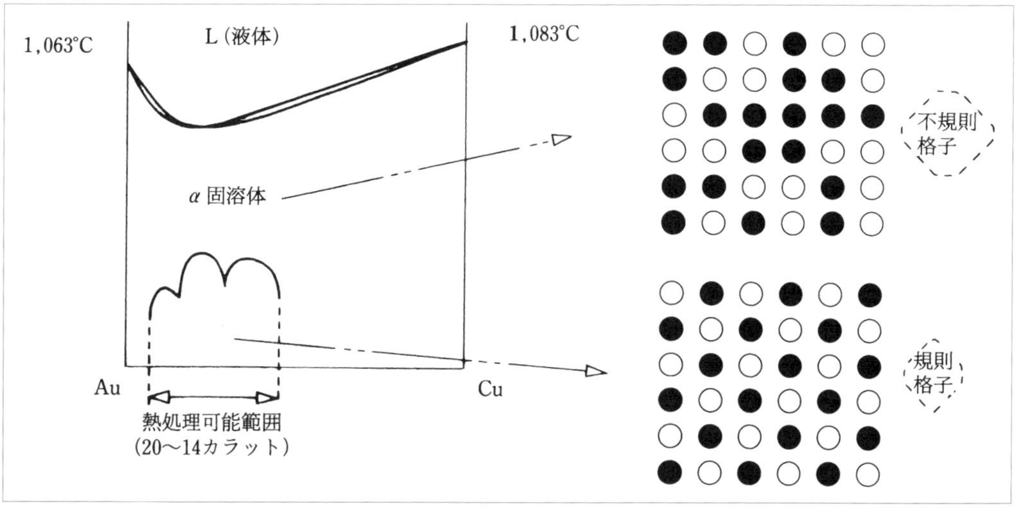

図7-18　代表的な合金の熱処理法

① 高カラット金合金や低カラット金合金では熱処理はできない（14 K〜18 K金合金なら可能）．
② 均一なα相（不規則格子）から徐冷するとα→βの変態が生じて規則格子ができて硬化する．
③ 均一なα相（不規則格子）から急冷するとα→βの変態が起こらないで軟化する（軟化熱処理）．次に軟化した合金を変態点より少し低い温度で加熱すると不規則→規則の変態が生じ，硬化する（硬化熱処理，時効硬化）．

一問一答

A 歯科用合金

問1 貴金属合金とは

答1 金，銀および白金族（Pt, Pd, Ir）を主成分とする合金

問2 非貴金属とは

答2 貴金属以外の金属元素．Co，Cr，Ni，Fe，Tiなどからなる

問3 歯科で用いられる非貴金属合金の種類は

答3 コバルトクロム合金，ニッケルクロム合金，18-8ステンレス鋼，純チタン，ニッケルチタン合金，チタン合金など

B 金合金

問4 金の元素記号は

答4 Au

問5 白金の元素記号は

答5 Pt

問6 金の特性は

答6 ①耐食性に優れる
②展延性，加工性に優れる
③鋳造性に優れる
④口腔内で使用するには軟らかすぎる

問7 金含有量の表示方法の種類は

答7 ①パーセント（wt%）
②カラット（K）
③純金度（F）

解説 カラット（carat）は24 K＝100%，純金度（finess）は1,000 F＝100%である．

問8 鋳造用金合金の種類の規格にはどのようなものがあるか

答8 ISOによる分類（金合金），ADA規格，JIS規格

問9 タイプ別金合金を，金および白金族の含有量が多い順に並べると

答9 タイプ1＞タイプ2＞タイプ3＞タイプ4

問**10** タイプ別金合金を，液相点（融解温度）が高い順に並べると

答**10** タイプ1>タイプ2>タイプ3>タイプ4

問**11** タイプ別金合金を，硬い順に並べると

答**11** タイプ4>タイプ3>タイプ2>タイプ1

問**12** タイプ別金合金を，伸びが大きい順に並べると

答**12** タイプ1>タイプ2>タイプ3>タイプ4

解説 金の割合が大きいほど，融解温度が高く，軟らかく，伸びが大きくなる．

問**13** 金合金における銀の添加の影響は

答**13** ①融解温度のわずかな低下
②色調の白色化

問**14** 金合金における銅の添加の影響は

答**14** ①機械的性質（硬さや強さ）の向上
②融解温度の低下
③硬化熱処理性の付与
④耐食性の低下
⑤色調の赤色化
⑥伸びのわずかな低下

問**15** 金合金における白金・パラジウムの添加の影響は

答**15** ①機械的性質（硬さや強さ）の向上
②融解温度の上昇
③色調の白色化

問**16** 金合金における亜鉛の添加の役割は

答**16** 酸化の抑制（脱酸剤）

問**17** 金合金におけるイリジウムの添加の役割は

答**17** 合金の結晶粒の微細化

問**18** 陶材焼付用金合金に一般的に銅が添加できない理由は

答**18** 陶材を着色させてしまう

問**19** 陶材焼付用金合金にインジウム，スズを微量添加する理由は

答**19** 陶材とのぬれ性をよくし，合金との焼付き強さを高める

C 銀合金

問**20** 銀の元素記号は

答**20** Ag

問21 銀の基本的性質は

答21 ①金に次ぐ展延性・加工性
②電気・熱の良導体
③合金状態で優れた機械的性質
④硫化により黒変する（Ag_2Sの生成）
⑤鋳造欠陥（鋳巣）を発生しやすい

> **解説** 銀は融解時に多量の酸素を吸収し，凝固時には放出するため，鋳巣を生じやすい．

問22 金銀パラジウム合金の主成分は

答22 銀

> **解説** JISでは，Ag：40 wt%以上，Pd：20 wt%以上，Au：12 wt%以上と規定されている

問23 銀の硫化を防止する添加元素は

答23 最も効果があるのはPd

問24 不動態とは

答24 チタンやクロムのように腐食を受けやすいにもかかわらず，金属表面に非常に緻密で安定した酸化膜を生成し，高い耐食性を示す状態

D コバルトクロム合金

問25 コバルトの元素記号は

答25 Co

問26 クロムの元素記号は

答26 Cr

問27 コバルトクロム合金の特徴は（機械的性質）

答27 硬さが大きく，伸びが小さく脆い

問28 コバルトクロム合金の特徴は（融解温度）

答28 高い（約1,300℃）

問29 コバルトクロム合金の特徴は（鋳造収縮）

答29 貴金属に比べ大きい（約2.3%）

問30 コバルトクロム合金の特徴は（密度）

答30 金合金の約半分（約8～9 g/cm^3）

E チタンおよびチタン合金

問31 チタンの特徴は

答31 ①耐食性がよい
②密度が小さい（金の約1/4）
③機械的性質はおおむね金合金のタイプ1〜4に相当する
④生体親和性に優れている
⑤融解温度が高い（約1,660℃）
⑥高温で酸化しやすい

問32 ニッケルチタン合金の特徴は

答32 超弾性を示し，矯正用線材として有望な材料である

E ステンレス鋼

＊出題基準外

問33 18-8ステンレス鋼とは

答33 鉄系の合金で炭素が添加され，クロム18%，ニッケル8%を含有したもの

問34 18-8ステンレス鋼の利点は

答34 不動態化により耐食性に優れている

F 鋳造収縮と補正

問35 鋳造収縮とは

答35 凝固の際の収縮（凝固収縮）と，凝固後，室温までの熱収縮を合わせたものであるが，鋳造体の適合性には凝固後の熱収縮が最も大きく関与する

解説 鋳造収縮＝凝固収縮＋固体時熱収縮

問36 鋳造収縮を補正（補償）するのは

答36 埋没材の膨張（主として加熱膨張，補助的に硬化膨張と吸水膨張）

G 埋 没

問37 クリストバライトの変態（大きく膨張する）温度は

答37 200～270℃

問38 石英の変態（大きく膨張する）温度は

答38 573℃

問39 石膏系埋没材はどのような合金の鋳造に用いられるか

答39 1,000℃以下の低融合金

問40 石膏系埋没材を耐火材の種類で分類すると

答40 クリストバライト埋没材と石英埋没材

問41 非石膏系埋没材を2つあげよ

答41 ①リン酸塩系埋没材
②チタン鋳造用埋没材

問42 リン酸塩系埋没材と混和するコロイダルシリカ溶液の濃度を変えることで調節できるのは何か

答42 埋没材の膨張値

問43 チタン鋳造用埋没材に使用される耐火材は

答43 カルシア（CaO），マグネシア（MgO），ジルコニア（ZrO_2），アルミナ（Al_2O_3）など

問44 石膏系埋没材の硬化膨張が大きくなる要因を3つあげよ

答44 ①混水比が小さい
②練和速度が速い
③練和時間が長い

問45 石膏系埋没材の吸水膨張が大きくなる要因を3つあげよ

答45 ①シリカ粒子が小さい
②シリカ含有量が多い
③混水比が小さい

問46 石膏系埋没材の加熱膨張は何と何の値が合わさって現れたものか

答46 シリカの膨張と石膏の収縮

H 鋳造操作

問47 鋳造リングを使用しないで行う鋳造を何というか

答47 リングレス鋳造

問48 ワックスパターンの製作方法を3つあげよ

答48 ①軟化圧接法，②盛り上げ法
③ディッピング法

問49 スプルーに金属線を使用する際，最も良い断面形状とその理由は

答49 形状：中空（チューブ形状）
理由：熱容量が小さく原型への熱的影響が小さいため

問50 湯溜りを付与する目的は

答50 鋳造体に引け巣が発生するのを防ぐため

問51 エアベントを2種類あげて違いを説明せよ

答51 ①オープンベント（ダイレクトベント）：原型に直接付着する
②ブラインドベント：原型と直接接触させない

問52 リングライナーで裏装をする目的は

答52 鋳造リングによって埋没材の自由な膨張が抑制されるのを防ぐため

問53 埋没前の原型に界面活性剤を塗布する目的は

答53 原型表面を親水性にし，埋没材との「ぬれ」をよくすることで埋没時の気泡の付着を防止する

問54 鋳型を加熱する目的を4つあげよ

答54 ①埋没材を乾燥させる
②原型を焼却する
③埋没材を加熱膨張させることで合金の鋳造収縮を補償する
④リン酸塩系埋没材においては，アンモニアガスを放出させる

問55 金属の電気的融解の熱源を3つあげよ

答55 電気抵抗，高周波誘導，アーク

問56 ブローパイプ炎の構造を述べよ

答56 （内側から）未燃焼帯→燃焼帯→還元帯→酸化帯

問57 フラックスの効果を3つあげよ

答57 ①溶湯表面に膜を形成し，周囲の空気や酸素を遮断して，酸化を防止する
②溶湯表面の酸化膜・不純物を取り除く
③溶湯の流れを良くする

問58 融解温度が900℃以上の合金に使用されるフラックスは何か

答58 ホウ砂

問 **59** 鋳造圧の種類を4つあげよ

答 **59** ①圧縮空気圧，②圧縮ガス圧，③遠心力，④吸引・減圧

問 **60** 鋳造機の種類を3つあげよ

答 **60** ①遠心鋳造機，②加圧式鋳造機，③減圧（吸引）鋳造機

I 鋳造欠陥

問 **61** 鋳造体の最終凝固部に生じる空洞状の鋳造欠陥は

答 **61** 引け巣

問 **62** 鋳込み不足の一種で，鋳造体の辺縁などが完全に再現されず丸みを帯びる鋳造欠陥は

答 **62** なめられ

問 **63** 2方向以上から溶湯が流れ込んだ場合に，溶湯の境界部に不完全な合金の融合部が境目としてみられる欠陥は

答 **63** 湯境い

問 **64** 鋳造体表面が粗糙なのは

答 **64** 鋳肌あれ

問 **65** 鋳造体の部位によって金属組織が不均一になっている鋳造欠陥は

答 **65** 偏析

問 **66** 引け巣の対策を4つあげよ

答 **66** ①肉厚部へのスプルーの植立
②太く短いスプルー
③湯溜りの付与
④十分な合金量，十分な鋳造圧での鋳造

問 **67** ブローホールの原因を3つあげよ

答 **67** ①合金融解時のガス吸収や酸化
②合金の長時間融解やオーバーヒート
③合金の反復使用

問 **68** 背圧多孔の原因は

答 **68** 鋳型の通気性が悪い，もしくは鋳造圧が不十分で，鋳型内に残った空気が溶湯を押し戻すこと

問 **69** ホットスポットの対策は

答 **69** 溶湯の流れを考慮してスプルー線の位置や方向を決定する

問**70**　突起の原因は

答**70**　埋没時に原型に気泡が付着すること

問**71**　バリの原因は

答**71**　鋳型に亀裂が生じること

問**72**　弾性変形とは

答**72**　物体に外力を加えて変形し（曲げ）ても，外力を除くと元の状態に戻る．この現象を弾性変形という

問**73**　塑性変形とは

答**73**　物体に外力を加え（曲げ）た後，外力を除いても元の状態に完全には戻らない．この現象を塑性変形という

J　金属の加工

問**74**　加工硬化とは

答**74**　金属を再結晶温度以下（冷間）で加工すると硬くなること

問**75**　加工の種類をあげよ

答**75**　曲げ，ねじり，圧延，圧印，引き抜き

問**76**　加工度が増すと上昇するのは

答**76**　硬さ，比例限，弾性限，引張強さ，耐力など

問**77**　加工度が増すと減少するのは

答**77**　伸び

問**78**　加工度が大きくなると再結晶温度は

答**78**　低下する

問**79**　焼きなましとは

答**79**　冷間加工で硬くなった金属を適当な温度で加熱することで，金属内部のひずみを取り除き，結晶格子にひずみのない新しい結晶粒を生じ（再結晶）させて加工前の性質に戻す操作

問**80**　焼きなましにより増加するのは

答**80**　伸び

問**81** 焼きなましにより減少するのは

答**81** 硬さ，比例限，弾性限，引張り強さ，耐力など

> **解説** 焼きなまし（軟化再結晶）では，加工硬化と逆の現象が起こる．

問**82** 歯科におけるCAD/CAM成形法の3つのステップは

答**82** ①支台歯情報の計測
→②CAD（補綴装置の設計）
→③CAM（チタンやセラミックスなどを用いた補綴装置の製作）

問**83** CADは何の略か

答**83** Computer Aided Design
（コンピューターを利用した設計）

問**84** CAMは何の略か

答**84** Computer Aided Manufacturing
（コンピューターを利用した生産）

問**85** CAD/CAMの被研削材として用いられる材料は

答**85** チタンやセラミックス（ジルコニアなど），硬質レジン（コンポジットレジン）

K 金属の接合

問**86** 金属の接合の種類を3つあげよ

答**86** ろう付け，溶接，鋳接

問**87** 答**86**のうち，接合する母材より融解温度の低い金属を融解して母材間の隙間に流し込み，接合する方法は

答**87** ろう付け

問**88** ろう材の所要性質は

答**88** ①母材より融解温度が100〜200℃低いこと
②母材に対してぬれが良好なこと
③流れが良好なこと
④母材との電位差が小さく，腐食を起こさないこと
⑤母材の強度に近いこと
⑥母材に色が近いこと

問 **89** フラックスの働きは

答 **89** ①母材表面の酸化を防ぐ
②酸化物を除去する
③ぬれをよくする
④ろう材の流れをよくする

問 **90** フラックスの種類は

答 **90** ホウ砂（$Na_2B_4O_7 \cdot 10H_2O$），ホウフッ化物など

問 **91** アンチフラックスの目的は

答 **91** ろう材が不必要な部分へ流れないように制限する

問 **92** アンチフラックスの種類は

答 **92** 黒鉛（鉛筆），白亜，ベンガラ

問 **93** ろう付け用埋没材の所要性質は

答 **93** ①硬化膨張が小さいこと
②加熱膨張が母材の熱膨張曲線に近似していること
③ろう材の凝固時の収縮と近似した加熱膨張であること
④ろう付け操作に耐えられる強度を有すること
⑤ワックスを熱湯で除去する際に影響を受けないこと

問 **94** 接合する母材を融解して接合する方法は

答 **94** 溶接

問 **95** 接合する母材とともにワックス原型を製作し，埋没，鋳造によって接合する方法は

答 **95** 鋳接

問 **96** レーザー光の特徴を4つあげると

答 **96** ①単色性に優れている
②指向性に優れている
③干渉性に優れている
④高出力である（集光により高いパワー密度が得られる）

問 **97** レーザー溶接の特徴は

答 **97** ①熱影響層が狭い
②高融解温度の金属の溶接が可能である
③母材どうしの溶接が可能である
④異種金属の溶融が可能である
⑤模型上での作業が可能である
⑥アルゴンガス雰囲気で溶接が行われるので酸化が防げる
⑦接合以外に，盛り上げ，表面改質，研摩などにも応用できる

問 **98** スポット溶接とは

答 **98** 母材に電気を流し，母材の電気抵抗によって生じる発熱を利用して溶接する方法

問 **99** スポット溶接の別名は

答 **99** 点溶接，電気抵抗溶接，スポットウェルダー

問 **100** 鋳接の利点は

答 **100** ①接合が容易である
②多数箇所を同時に接合できる
③接合部の腐食・変色が少ない

問 **101** 鋳接の機構に影響を与える因子は

答 **101** ①被鋳接体の表面に鋳込まれた金属がよくぬれること
②被鋳接体の表面温度と鋳込みの金属の温度が高いこと
③被鋳接体の表面および融解金属の酸化が少ないこと

L 合金の熱処理

問 **102** 軟化熱処理とは

答 **102** 加工や鋳造によるひずみを取り除き，均一な固溶体とするために700～800℃の高温で加熱し，急冷する操作

問 **103** 軟化熱処理によって増加するのは

答 **103** 伸び

問 **104** 軟化熱処理によって減少するのは

答 **104** 硬さ，引張強さ

問 **105** 硬化熱処理とは

答 **105** 溶体化熱処理後に固相変態温度以下で加熱することで，内部に何らかの相変化（過飽和固溶体からの新しい相の析出や規則-不規則変態など）が起こり，合金内部にひずみが生じて硬くなること

問 **106** 金—銅合金の硬化熱処理に利用する固相変態は

答 **106** 規則-不規則変態

問 **107** 銀—銅合金の硬化熱処理に利用する固相変態は

答 **107** 過飽和固溶体からの新しい相の析出

問 **108** 硬化熱処理によって増加するのは

答 **108** 硬さ，比例限，弾性限，引張強さ，耐力など

問 **109** 硬化熱処理によって減少するのは

答 **109** 伸び

問 **110** 硬化熱処理が可能な合金を6つあげよ

答 **110** ①タイプ３金合金
②タイプ４金合金
③白金加金
④14～18Ｋ金合金
⑤陶材焼付用金合金
⑥金銀パラジウム合金

第8章 切削・研削・研磨

知識の整理と重要事項

A 意義と目的

口腔内において，補綴装置が物理的，機械的，化学的そして生物学的に過酷な環境に耐えるためには，補綴装置表面が滑沢である必要がある．

研磨の意義を表8-1に示す．

表8-1　研磨の意義

審美的意義	形状や表面状態を自然に近づける
生物学的意義	機械的刺激をなくし，口腔粘膜や舌の損傷を防止する
口腔衛生学的意義	食物残渣やデンタルプラーク（歯垢），歯石の沈着を防止する
化学的意義	組織液や飲食物の滞留による変色，腐食，劣化，解重合などを防止する

B 切削・研削・研磨材料と機器

1．機械研磨

機械研磨とは，切削や研削や研磨によって補綴装置表面を機械的に削ることである．

機械研磨の基本は，表面粗さを順番に効率よく小さくすることであり，その過程を，粗研磨，中研磨，仕上げ研磨などという．

1）切削

切削とは，刃物を用いて切り削ることである．

切削にはバーとよばれる，金属の刃先をもつ回転切削工具を用いる．

バーの刃先にはさまざまな形状と大きさがある（図8-1）．

タングステンカーバイドバーや，炭素鋼でつくられたスチールバーなどがある．

2）研削および研磨

研削とは，砥粒（砥石の粒子）で表面をこすり削って平滑に近づけることをいう．

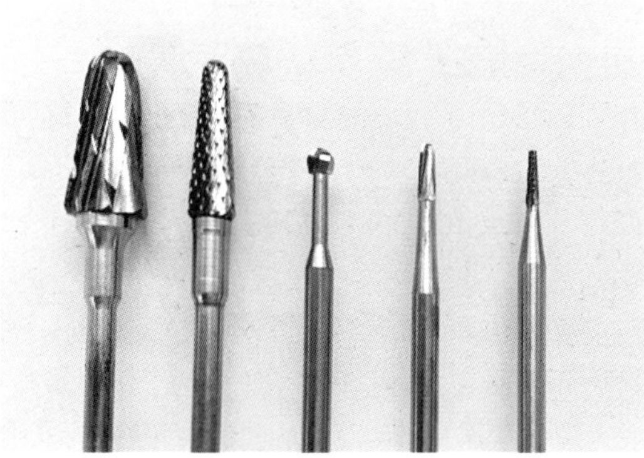

図8-1　さまざまな形状のバー

表8-2　砥粒の固定状態による分類

砥粒を固定	・ポイント，ディスク，ホイールなど ・砥粒を結合材を用いて固形物とする 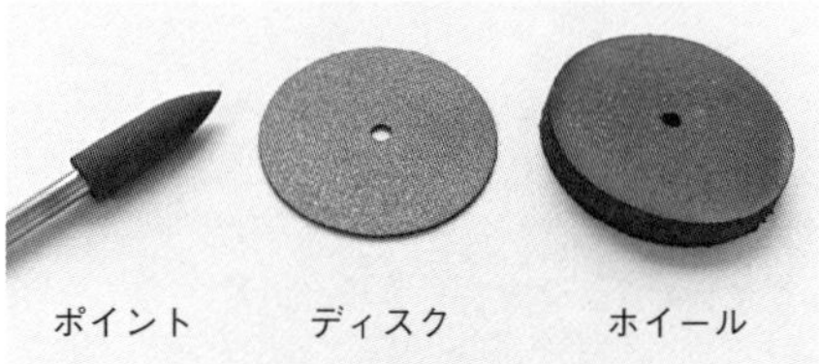
砥粒がペースト状および半固形状	・つや出し材など ・バフやブラシに塗布し，主に仕上げ研磨に使用される
砥粒が遊離	・サンドブラスト，バレル研磨など ・砥粒を自由に動かすことにより被研磨物に衝突させて研磨する

研磨とは，研削とほぼ同じ意味であるが，より平滑な面にとぎ磨くことである．

（1）砥粒の固定状態による分類

研削，研磨材料は，砥粒の固定状態によって表8-2のように3つに大別される．

（2）砥粒の材質

研削，研磨に用いられる砥粒を表8-3に示す．

3）研磨効率

研磨効率は，研磨材・被研磨物の両者の関係により影響を受ける．

研磨材からは，表8-4の因子により影響を受ける．

表8-3　砥粒の性質

ダイヤモンド	硬さ	モース硬さ10，ビッカース硬さ8,000～8,500（最も硬い）
	材料	ダイヤモンド（C）
	用途	ダイヤモンドポイント/ディスク
カーボランダム	硬さ	ビッカース硬さ2,600
	材料	炭化ケイ素（SiC）
	用途	カーボランダムポイント/ディスク シリコーンポイント/ホイール
アランダム	材料	アルミナ（酸化アルミニウム Al_2O_3）を融解・粉砕したもの
	用途	アランダムポイント シリコーンポイント/ホイール
エメリー	材料	コランダム（天然の純アルミナ）約60% 酸化鉄やシリカなどの不純物を含む
	用途	耐水ペーパー
ガーネット	材料	さまざまな金属のケイ酸塩
	用途	サンドペーパーコーン（ペーパーコーン）
浮石末	材料	浮石（多孔質で軽量の石）
	用途	磨き砂（レーズによるブラシ研磨時）
つや出し材	材料	酸化鉄（Fe_2O_3），酸化スズ（SnO），微粉のアルミナ（Al_2O_3）など
	用途	固形状やパテ状にしたものを，バフやブラシに塗り付けて使用

カーボランダムやアランダムは，シリコーンゴムを結合材としたシリコーンポイント/ホイールにも使用される．

シリコーンポイント/ホイールは，砥粒の硬さ，粒度，混入量によってさまざまな種類のものがある．

磨き砂としてはアルミナやケイソウ土も多く使われる．

▶仕上げ研磨に用いる砥粒

・金属の仕上げ研磨…酸化鉄，酸化スズ，酸化クロムなどを使用
・レジン床の仕上げ研磨…酸化亜鉛，ケイソウ土，浮石末などを使用

表8-4　研磨効率（研磨材側の因子）

研磨材粒子の大きさ	研磨の順序は，粒子の粗いものから順次，細かいものへと進める
研磨材の回転速度（周速度）	研磨材の周速度（v）は研磨材の直径（d）と工具の回転数（n）に比例する $v=\pi dn$ 最も効率のよい速度は研磨材や被研磨物により異なる
研磨材粒子の硬さ・形状	被研磨物より硬い研磨材や，不規則で鋭い形状ほど研磨効率がよい
その他	被研磨物に対する研磨材の圧力などによっても影響を受ける

2. 化学研磨

1）電解研磨

被研磨物をアノード，対極をカソードとして，電解質溶液中で通電することで，被研磨物表面を電気的に腐食溶解させて研磨加工する方法をいう（図8-2）．

被研磨物表面のわずかな凹凸により電気抵抗値に差が生じ，凸部が優先的に溶解して表面が平滑化する．電気良導体である金属の研磨に用いられる．

電解研磨を行うにあたっては，まず大まかな機械研磨を行なう必要がある．

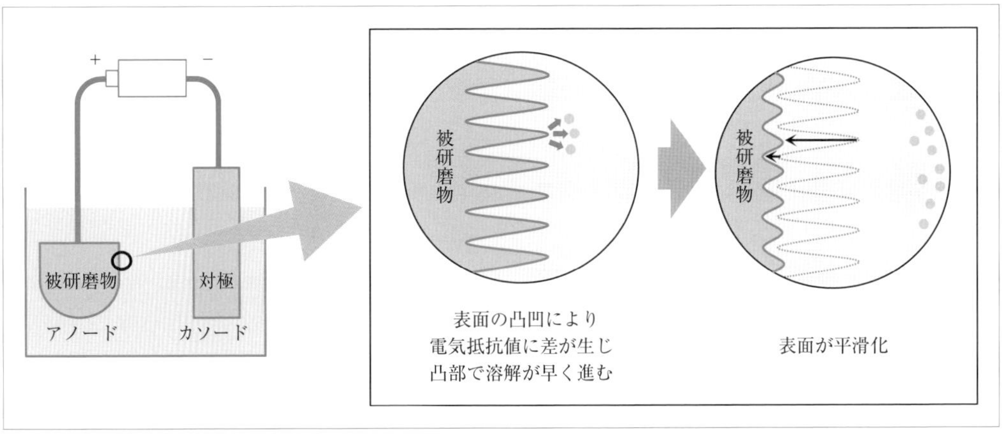

図8-2　**電解研磨の原理**

表8-5　**電解研磨の利点と欠点**

利点
① すべての部分で等しい研磨効果が期待できる
② 適切な研磨面は，ほぼ仕上げ面に匹敵するほど滑沢になる
③ いったんセットすれば，その後は終了まで放置できる
欠点
① 合金の種類，特に多元合金では悪影響が及ぶことがある
② ろう付け部は腐食や変色の原因となることがある
③ 不適切な操作を行うと，被研磨物の辺縁部が過剰に削れる場合がある
④ 研磨に時間を要する

電解研磨の利点と欠点を表8-5に示す.

3. 切削・研削・研磨に用いられる機器・器具

1）マイクロモーター

小型，軽量でハンドピース部に電動部（モーター）がある.

2）エアタービン

空気圧を利用して羽根車を回し，その回転力でバーやポイントを回転させる.

3）電気エンジン

電動モーターであるが，ベルトを介するアームがあるため操作性に劣る.

4）レーズ

モーターの回転軸に研磨用のブラシ，ホイール，バフなどを直接取り付け，仕上げ研磨に用いる.

5) モデルトリマー

モーターの回転軸に円板型の砥石を取り付けた石膏模型用の切削機器である.

6) 超音波洗浄器

洗浄液に超音波が伝わることで液体の分子間が引き離され，微細な空洞が生じる現象（キャビテーション効果）を利用して，補綴装置から汚れが脱離するのを促進するものである.

7) スチームクリーナー

蒸気を高圧で被研磨物に噴霧することによって洗浄するものである.

8) サンドブラスター

空気圧で砥粒を噴射し，その衝撃によって加工する方法をサンドブラスト処理といい，その加工装置をサンドブラスターという.

使用する砥粒は，鋭角的な形状のものと球状のものがある（表8-6）.

表8-6　サンドブラスト処理に使用される砥粒

鋭角的な砥粒	・ケイ砂，カーボランダム，エメリー，人工アルミナなど ・粒径50～150 μmで切削効果が大きい
球状の砥粒	・ガラス製ビーズ ・粒径30～50 μmで，鋭角的な砥粒に比べ滑沢な仕上がり面が得られる

9) バレル研磨器

バレル（樽）槽の中に被研磨物と研磨材を入れ，その回転，振動，遠心運動によって研磨を行う.

バレル研磨の利点と欠点を表8-7に示す.

表8-7　バレル研磨の利点と欠点

利点
① すべての部分で等しい研磨効果が期待できる
② 適切な研磨面は，ほぼ滑沢に仕上がる
③ いったんセットすれば，その後は研磨石の交換のみで済む
欠点
① 不適切な操作を行うと，被研磨物の辺縁部が過剰に削れる場合がある
② 研磨に時間がかかる

C 方法

レジン，セラミックス，金属の表面仕上げには，主に表8-8の方法が用いられ，被研磨材によって仕上げ法を使い分ける．

以下に各種材料の研磨における注意点と，形態修正から研磨についての一般的な方法について説明する．

表8-8　各材料の表面仕上げ方法

表面仕上げ方法	被研磨材
加工による機械的/化学的な削除による滑沢化	金属，レジン
延性を利用した引き伸ばしによる滑沢化	金属
表面をコーティングすることによる滑沢化	陶材（セルフグレージング） レジン（表面硬化材）

1．レジンの研磨

レジンを研磨する際は，過度な圧力や大きな回転速度による摩擦熱によって軟化変形を起こさないよう注意が必要である．

レジン床義歯と歯冠用コンポジットレジンの研磨例を表8-9，10に示す．

表8-9　レジン床義歯の研磨例

	使用研磨材例
粗研磨	タングステンカーバイドバー・スチールバー（バリ・突起部）
	サンドペーパーコーンの粗→細
中研磨	シリコーンポイント
	磨き砂（浮石末など）+硬毛ブラシ（湿潤状態でレーズ研磨）
仕上げ研磨	つや出し材+バフ（レーズ研磨）

表8-10　歯冠用コンポジットレジンの研磨例

	使用研磨材例
形態修正	タングステンカーバイドバー・カーボランダムポイント
	サンドペーパーコーンの粗→細
中研磨	シリコーンポイント
	磨き砂（浮石末など）+硬毛ブラシ（湿潤状態でレーズ研磨）
仕上げ研磨	つや出し材+バフ（レーズおよびハンドピース）

2. セラミックスの研磨

セラミックスは，表面に微細な傷が残っていると破折の原因となるので，機械研磨で終了せず，つや出し焼成（グレージング，グレーズ処理）により仕上げ終了する．歯科用陶材では焼成した陶材の表面を一層融解する方法（セルフグレージング）が一般的である．

陶材焼付金属冠の研磨の例を表8-11に示す．

表8-11　陶材焼付金属冠の研磨例

	使用研磨材例
形態修正	ダイヤモンドポイント・カーボランダムポイント
中研磨	ペーパーコーン・陶材用シリコーンポイント/ホイール
つや出し焼成（グレージング）	

3. 金属の研磨

金属は種類によって硬さや粘りに違いがあるので，研磨効率を考慮して研磨材を選択する．コバルトクロム合金床の研磨の場合には，電解研磨を組み込む場合もある．

金属冠（鋳造冠）とコバルトクロム合金鋳造床の研磨の例を表8-12, 13に示す．

表8-12　金属冠（鋳造冠）の研磨例

		使用研磨材例
スプルー切断		セパレーティングディスク・カーボランダムディスク
粗研磨	スプルー切断跡の除去と修正	カーボランダムポイント タングステンカーバイドバー
	小窩裂溝	スチールバー・タングステンカーバイドバー
中研磨		シリコーンポイント/ホイール・ブラシ（豚毛・馬毛）
仕上げ研磨		つや出し材＋バフ（レーズおよびハンドピース）

表8-13　コバルトクロム合金鋳造床の研磨例

		使用研磨材例
スプルー切断		セパレーティングディスク・カーボランダムディスク
粗研磨	スプルー切断跡の除去と修正	硬質カーボランダムポイント
	形態修正	タングステンカーバイドバー
(電解研磨)		
中研磨		硬質シリコーンポイント/ホイール 磨き砂（アルミナ微粉など）+硬毛ブラシ（レーズ研磨）
仕上げ研磨		つや出し材+バフ（レーズ研磨）

金属組織は，表面を**機械的圧延**により研磨すると，伸びると同時に**摩擦熱**が発生する．これにより粒界のある結晶組織が，表面より①**非晶質層（ベイルビー層）**，②**繊維層**，③**微粒化層**，④**粒内変形層**に形態変化する（図8-3）．金属表面は非晶質化により粒界腐食の減少が考えられる．

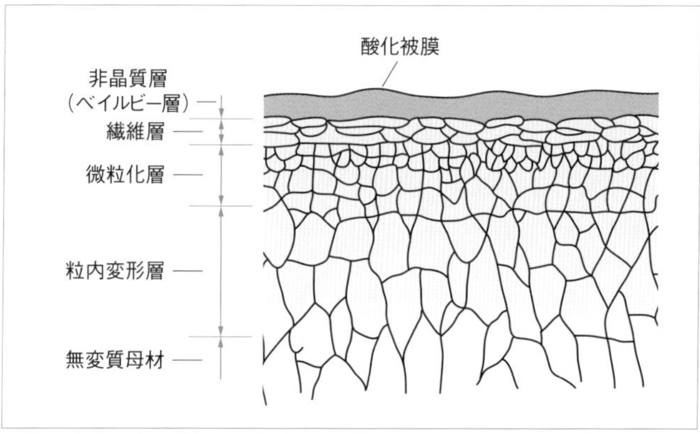

図8-3　金属の加工変質層

（中沢省三：研磨法とその理論．歯科技工別冊/研磨，医歯薬出版，東京，1979）

一問一答

A 意義と目的

問1 研磨の審美的意義とは

答1 形状や表面状態を天然歯に近づける

問2 研磨の生物学的意義とは

答2 口腔粘膜や舌の損傷を防止する

問3 研磨の口腔衛生学的意義とは

答3 食物残渣やデンタルプラーク（歯垢）・歯石の沈着を防止する

問4 研磨の化学的意義とは

答4 組織液や飲食物の滞留による変色・腐食・劣化・解重合などを防止する

B 切削・研削・研磨用材料と器械

問5 刃物を用いて切り削ることを何というか

答5 切削

問6 砥粒で表面をこすり削って平滑に近づけることを何というか

答6 研削

問7 答6よりもさらに平滑な面に研ぎ磨くことを何というか

答7 研磨

問8 機械研磨の過程を3段階に分けると

答8 ①粗研磨
→②中研磨
→③仕上げ研磨

問9 切削に用いるバーを材質で2種類に分けると

答9 ①タングステンカーバイドバー
②スチールバー

問10 砥粒の固定状態による3つの分類は

答10 ①砥粒を固定しているもの
②砥粒がペースト状および半固形状のもの
③砥粒が遊離しているもの

問11 砥粒を遊離させて研磨させる方法は

答11 ①サンドブラスト，②バレル研磨

問**12**　砥粒を材質などで7つに分類すると

答**12**　①ダイヤモンド
②カーボランダム
③アランダム
④エメリー
⑤ガーネット
⑥浮石末
⑦つや出し材

問**13**　砥粒のうち最も硬いのは

答**13**　ダイヤモンド

問**14**　ポイントやディスクで用いられる組成がSiCの材質は

答**14**　カーボランダム

問**15**　シリコーンポイントにも用いられる組成がAl_2O_3の材質は

答**15**　アランダム

問**16**　研磨効率に影響を与える4つの因子（研磨材側の因子）は

答**16**　①研磨材粒子の大きさ
②研磨材の回転速度（周速度）
③研磨材粒子の硬さ，形状
④研磨材の圧力

問**17**　電解研磨の利点は

答**17**　①すべての部分で等しい研磨効果が得られる
②仕上げ面に匹敵するほど滑沢に仕上がる
③セット後の手間が少ない

問**18**　電解研磨の欠点は

答**18**　①多元合金では悪影響が及ぶことがある
②ろう付け部では腐食や変色の原因となることがある
③操作が不適切だと，薄い部分が過大に溶解され原型を損なう
④研磨に時間を要する

問**19**　小型軽量でハンドピース内にモーターが組み込まれている研磨器具は

答**19**　マイクロモーター

問**20**　圧縮空気を羽根車に噴射して高速回転させる切削器具は

答**20**　エアタービン

問21 モーターの動力をベルトを介してハンドピースに回転力を伝達させる研磨器具は

答21 電気エンジン

問22 モーターの回転軸にブラシやバフを直接取り付けた仕上げ研磨用器具は

答22 レーズ

問23 モーターの回転軸に円盤型の砥石を取り付けた石膏模型用の切削器械は

答23 モデルトリマー

問24 洗浄液に漬け，超音波振動を加えることによって補綴装置の汚れを取る器械は

答24 超音波洗浄器

問25 答24に利用される，超音波により液体の分子間に微細な空洞が生じる現象は

答25 キャビテーション効果

問26 蒸気を高圧で被研磨物に噴霧することで洗浄する器械は

答26 スチームクリーナー

問27 空気圧で砥粒を噴射し，その衝撃によって加工する装置は

答27 サンドブラスター

問28 バレル研磨の利点は

答28 ①すべての部分で等しい研磨効果が得られる
②研磨面はほぼ滑沢に仕上がる
③セット後の手間が少ない

問29 バレル研磨の欠点は

答29 ①操作が不適切だと，薄い部分が過大に研削され原型を損なう
②研磨に時間を要する

C 方　法

問30 表面仕上げの3つの方法は

答30 ①機械的あるいは化学的な削除
②延性を利用した引き延ばし
③表面コーティング

問31 レジン補綴装置を研磨する際の注意点は

答31 被研磨物への過度の圧力や，大きな回転数による摩擦熱によって変形しないよう注意する

問**32**　セラミック補綴装置の形態修正に用いる研磨材は

問**33**　金属補綴装置の研磨材選択の際，考慮する必要がある金属の特徴は

問**34**　金属表面の結晶組織に，機械的圧延による研磨で現れる4つの層は

答**32**　ダイヤモンドポイント，カーボランダムポイント

答**33**　金属の種類による硬さや粘りの違い

答**34**　表面から
①非晶質層（ベイルビー層）
②繊維層
③微粒化層
④粒内変形層

第9章 新しい加工技術

知識の整理と重要事項

A CAD/CAM

1. 特 徴

歯科用CAD/CAMシステムは，スキャナー，CADソフト，CAMソフト，加工装置の4つの要素から構成されている（図9-1）．

歯科においては，スキャナーとCADソフト（デザインソフト）を含めてCAD，CAMソフト（加工データ作成ソフト）と加工装置を含めてCAMととらえることが多い．

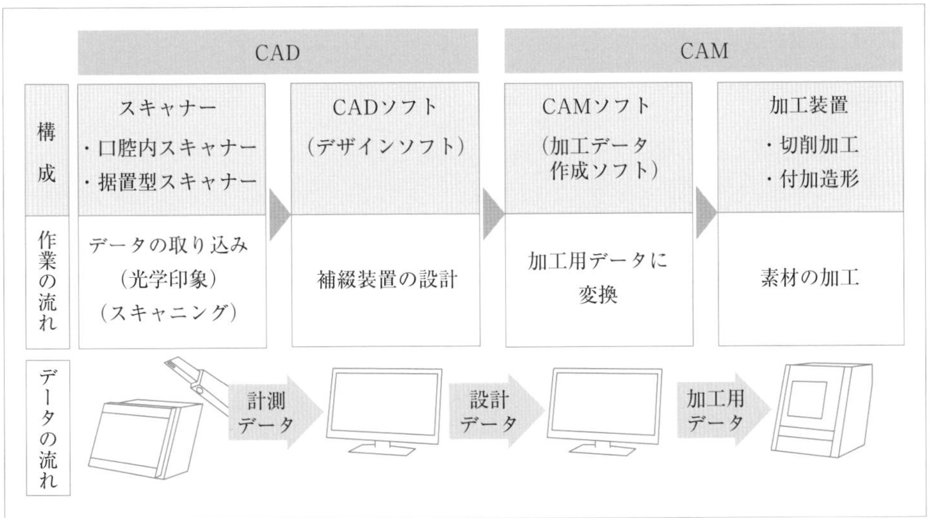

図9-1 歯科用CAD/CAMシステムの構成と作業の流れ

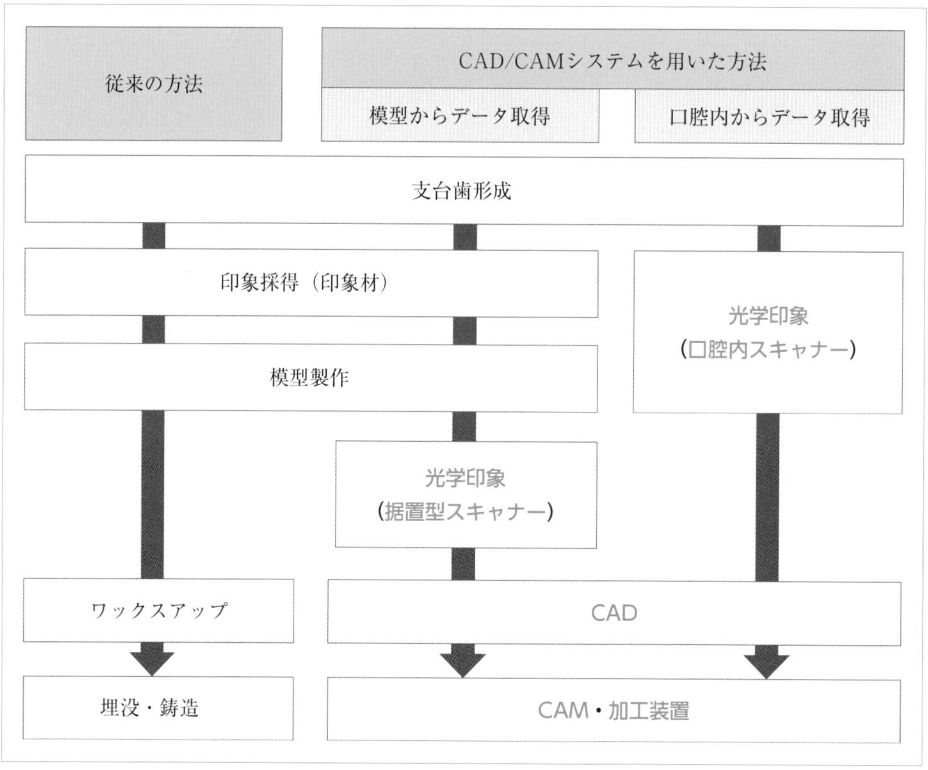

図9-2　従来法とCAD/CAMシステムの比較（金属冠の製作工程）

従来の歯冠修復補綴装置（金属冠）の製作工程と，CAD/CAMシステムを用いた製作工程の比較を図9-2に示す．

CAD/CAMシステムを用いた方法では，支台歯などのデータを模型から取得する方法と，直接口腔内から取得する方法がある．

1）CAD（Computer Aided Design）

CADとはComputer Aided Designの略であり，日本語では「コンピュータ支援（または援用）設計」とよばれている．

歯科用CAD/CAMシステムでは，スキャナーを用いて口腔内の情報を3次元のデータとしてコンピュータに取り込み，CADソフトを用いて，コンピュータ上で補綴装置の設計（デザイン）を行う．

（1）スキャナー

支台歯や対合歯，咬合関係などのデータの取得には，スキャナーを用いる．

歯列の状態をレーザーなどによって3次元デジタルデータにすることを光学印象という．

[スキャナーの種類]

- 口腔内スキャナー：直接口腔内からデータを取得する時に用いる．撮影した画像の重ね合わせにより，3次元データを得る．
- 据置型スキャナー：製作した模型からデータを取得する時に用いる．模型にレーザー光やパターン光を照射して計測する方法（非接触法）が主流である．

(2) CADソフト

スキャナーにより3次元デジタルデータを取得後，CADソフトを用いてコンピュータ上に歯列を立体的に再現し，画面上で補綴装置のデザイン（設計）を行う．

設計は，CADソフト内にある汎用基礎データをもとに，マウスなどの簡単な操作で口腔内に調和するデザインにデータを加工するシステムが主流である．

デザイン終了後，設計データ（STLデータなど）をCAMに出力する．

STLデータとは，3次元の立体形状を小さな三角形の集合体(ポリゴンモデル)で表現するシステムである．

2) CAM (Computer Aided Manufacturing)

CAMとはComputer Aided Manufacturingの略であり，日本語では「コンピュータ支援（または援用）製造」とよばれている．

CADから送られた設計データは，CAMソフトで加工装置の動作データに変換する．

CAMソフトから動作データを加工装置に出力し，材料を加工する．

歯科用の3次元加工装置による加工法は，切削加工法と付加造形法に大別される．

(1) 切削加工法

ボールエンドミルやダイヤモンドポイントなどの切削・研削器具類を用いて，材料を削って加工する方法である．

切削工具や材料が複数の方向に移動（多軸制御）できることで，さまざまな部分を削ることが可能である．加工の方法には，加工時の注水の有無により湿式と乾式がある．

加工される材料の形状はブロック状とディスク状のものがある．切削加工に用いられる主な材料の種類と特徴を図9-3に示す．

分類	材料	用途・特徴
有機系	PMMA（歯冠色）	プロビジョナルレストレーションやテンポラリークラウンに用いる．
	ワックス	鋳造またはセラミック圧入用のパターンに用いる． 切削加工されたパターンを通法に従い埋没する．
複合系	ハイブリッドレジン	インレーやクラウンに用いる． 小臼歯と一定の条件を満たした大臼歯の全部被覆冠は，社会保険が適用される．
セラミックス系	長石系陶材	インレー，クラウン，ラミネートベニアなどに用いる． 材料には長石系陶材をニケイ酸リチウムやリューサイトなどで強化した陶材が用いられる．
	ジルコニア	コーピング，クラウン，ブリッジ，インプラントアバットメントなどに用いる． 完全焼結すると非常に硬く切削加工が難しいため，半焼結体または加圧成形（プレス）体を切削加工した後，1,350～1,600℃で最終焼結して完成する． 25～35％の焼結収縮を考慮して切削加工される．
金属系	コバルトクロム合金	陶材焼付用コーピングなどに用いる． 合金ブロックと焼結体ブロックがあり，焼結体は切削加工後に不活性ガス雰囲気で最終焼結し，約10％焼結収縮する．
	チタン・チタン合金	コーピング，クラウン，ブリッジ，インプラントアバットメントなどに用いる． 材料にはチタンまたはTi-6Al-4V合金が用いられる． 生体適合性および機械的性質にすぐれる．

図9-3　切削加工に用いられる材料

(2) 付加造形法

材料を一層ずつ積層して加工する造形法である．一般に3Dプリンターとよばれる装置を用いる．

切削加工のように切削工具のサイズや切削角度の影響を受けないため，複雑な形態の製作物が造形可能である．また材料の無駄が少ないという利点がある．

しかしこの造形法は，材料の物性から造形物の適合性まで未知の部分も多い．

付加造形法の種類と特徴を表9-1に示す．

表9-1　付加造形法の種類と特徴

種類	特徴
材料押出（溶融堆積）法 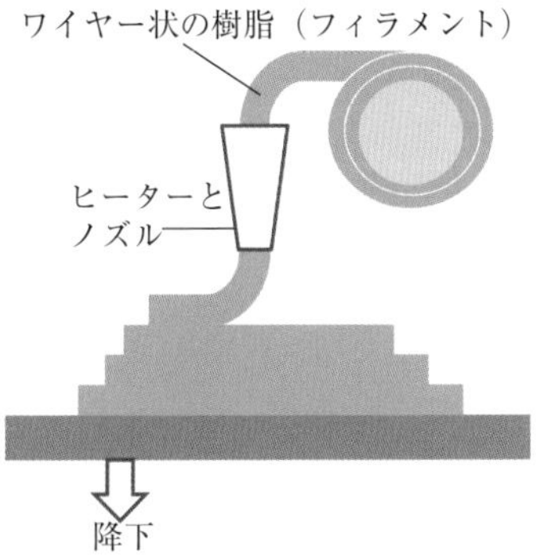 	材　料：熱可塑性樹脂（PLA樹脂・ABS樹脂） 方　法：材料を熱溶融させ，細いノズルから押し出して堆積 特　徴：安価，造形精度が悪い 用　途：造形精度を向上させることで，パターンや模型製作の用途に有望である 造形精度：50～100 μm
液槽光重合（光造形）法 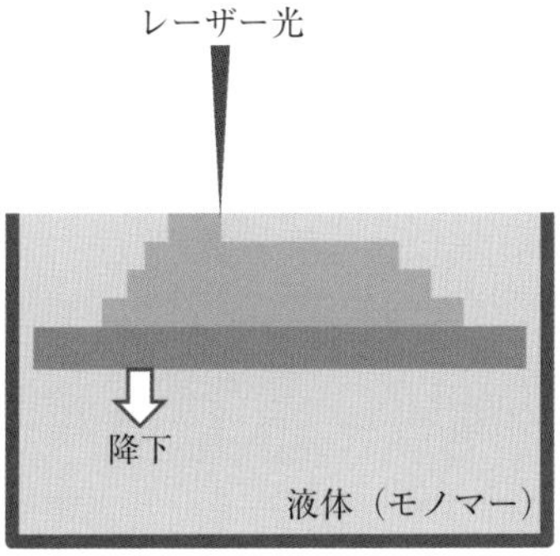 	材　料：光重合開始剤を含む，アクリル系モノマー・エポキシ系モノマー 方　法：液面にレーザー光などを照射して一層ずつ重合硬化 特　徴：造形精度が高い 用　途：鋳造用/セラミック圧入用パターン製作，模型製作，サージカルガイド製作 造形精度：10～100 μm
材料噴射（インクジェット）法 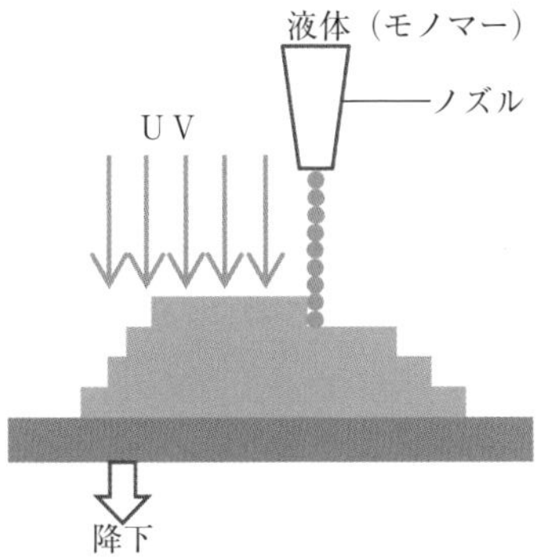 	材　料：光重合開始剤を含む，アクリル系モノマー・エポキシ系モノマー 方　法：液体（モノマー）をノズルから噴射して，直ちにUVレーザーなどで重合硬化 特　徴：造形精度が高い 用　途：鋳造用/セラミック圧入用パターン製作，模型製作，サージカルガイド製作 造形精度：10～100 μm

表9-1　(つづき)

種類	特徴
結合剤噴射法 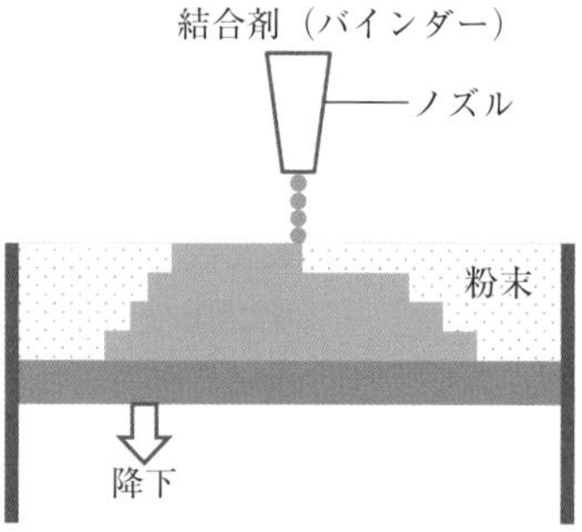 	材　料：石膏やレジンの粉末 方　法：粉末を一定の厚みに敷き詰め，結合剤（バインダー）をノズルから噴射して硬化 特　徴：着色ができる 用　途：模型製作 造形精度：100 μm
粉末床溶融結合法 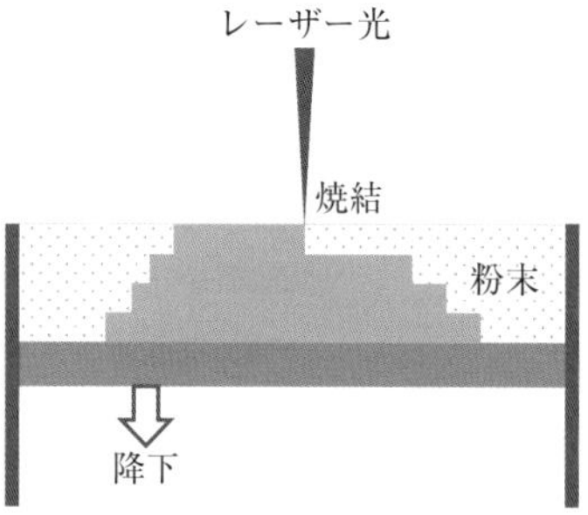 	材　料：コバルトクロム合金やチタンの粉末 方　法：粉末を一定の厚みに敷き詰め，レーザーで粉末を焼結 特　徴：3Dプリンターによる造形では唯一，最終的な補綴装置の製作が可能 用　途：コーピング，クラウン，ブリッジ，金属床など 造形精度：20～60 μm
シート積層法 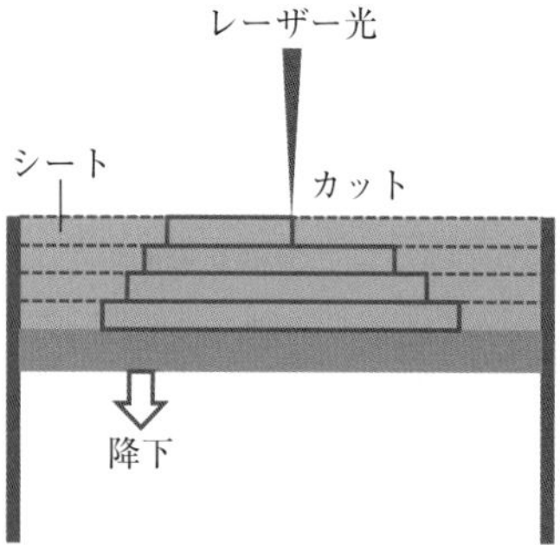 	方　法：シート状の素材を積層し，レーザーで切り出して接合 用　途：現在のところ歯科応用されていない
指向性エネルギー堆積法 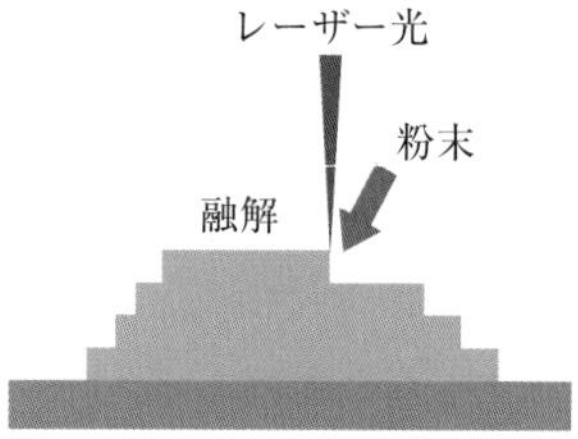 	材　料：コバルトクロム合金やチタンの粉末 方　法：レーザー光などを照射する位置に粉末状の材料を供給し，その熱エネルギーにより融解 用　途：金属製の補綴装置の製作に有望な製作法である 造形精度：20～60 μm

一問一答

A CAD/CAM

問1 支台歯などの3次元デジタルデータを，口腔内から直接取得する際に用いる装置は	答1 口腔内スキャナー
問2 支台歯などの3次元デジタルデータを，製作した模型から取得する際に用いる装置は	答2 据置型スキャナー
問3 光学印象とは	答3 歯列の状態をレーザーなどによって計測し，3次元デジタルデータにすること
問4 3次元加工装置による加工法で，切削・研削器具により機械加工を行う方法は	答4 切削加工法
問5 3次元加工装置による加工法で，材料を薄く積層して加工する方法は	答5 付加造形法
問6 CAD/CAMで製作した小臼歯の全部被覆冠に社会保険が適用される材料は	答6 ハイブリッドレジン
問7 ジルコニア材料を切削加工する際，半焼結体を用いる理由は	答7 完全焼結すると非常に硬く切削加工が難しいため
問8 付加造形法による加工に使用する装置の一般的な名称は	答8 3Dプリンター
問9 材料を熱溶融させ，細いノズルから押し出して積層造形する方法は	答9 材料押出（溶融堆積）法
問10 モノマー液面にレーザー光などを照射し，一層ずつ重合硬化させ積層造形する方法は	答10 液槽光重合（光造形）法
問11 モノマー液をノズルから噴射しUVレーザーなどで重合硬化して積層造形する方法は	答11 材料噴射（インクジェット）法
問12 石膏やレジンの粉末に結合剤（バインダー）をノズルから噴射して硬化させ積層造形する方法は	答12 結合剤噴射法

問13 一定の厚さに敷きつめたコバルトクロム合金やチタンの粉末をレーザー光で焼結し積層造形する方法は

答13 粉末床溶融結合法

問14 シート状の素材を切り出して接合させ，積層造形する方法は

答14 シート積層法

問15 レーザー光などを照射する位置に粉状の材料を供給し，融解させながら堆積させて造形する方法は

答15 指向性エネルギー堆積法

☑ チェック項目リスト（五十音順索引）

歯科材料・歯科技工機器と加工技術

参考文献一覧

1) 長谷川二郎：歯科技工士教本/歯科鋳造学．医歯薬出版，東京，1984.
2) 川原春幸ほか：歯科技工士教本/歯科理工学．医歯薬出版，東京，1985.
3) 関西地区歯科技工士学校連絡協議会：歯科技工学実習帳/歯の解剖学・歯科理工学．第3版，医歯薬出版，東京，1994.
4) 金竹哲也：歯科理工学通論．永末書店，京都，1978.
5) 井田一夫：歯科鋳造用材および歯科精密鋳造法．京都歯科医療技術専門学校，京都，1983.
6) 川上道夫：新歯科材料・器械．第2版，医歯薬出版，東京，1994.
7) 長谷川二郎：歯科技工士教本/歯科鋳造学．医歯薬出版，東京，1990.
8) 川原春幸ほか：歯科技工士教本/歯科理工学．医歯薬出版，東京，1989.
9) 川原春幸ほか：歯科技工士教本/歯科理工学①．医歯薬出版，東京，1995.
10) 長谷川二郎ほか：歯科技工士教本/歯科理工学②．医歯薬出版，東京，1995.
11) Phillips, R. W. et al.：三浦維四ほか訳；スキンナー歯科材料学．第5版，上・中，1985，下，1986.
12) 中村正明ほか：新歯科技工士教本/歯科理工学．医歯薬出版，東京，2006.
13) 髙橋英和ほか：最新歯科技工士教本/歯科理工学．医歯薬出版，東京，2016.

新・要点チェック　歯科技工士国家試験対策３　新出題基準準拠
歯科材料・歯科技工機器と加工技術
歯科理工学　　ISBN978-4-263-43083-5

2020 年 5 月 10 日　第 1 版第 1 刷発行
2023 年 1 月 20 日　第 1 版第 2 刷発行

編　者　関西北陸地区
歯科技工士学校連絡協議会
発行者　白　石　泰　夫
発行所　医歯薬出版株式会社
〒113-8612 東京都文京区本駒込 1-7-10
TEL. (03)5395-7638(編集)・7630(販売)
FAX. (03)5395-7639(編集)・7633(販売)
https://www.ishiyaku.co.jp/
郵便振替番号　00190-5-13816

乱丁，落丁の際はお取り替えいたします　　印刷・三報社印刷／製本・皆川製本所